脑血管病

居家调养 保健百科

主编　田建华（主任医师，中国心血管疾病专业委员会委员）
　　　张　伟（主任医师，副主任药师，硕士研究生导师）

U0334107

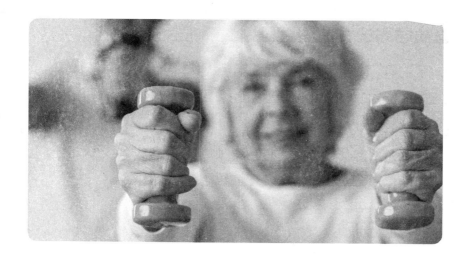

河北科学技术出版社
·石家庄·

主编：田建华　张　伟

编委：张仲源　王达亮　土荣华　凌　云　宋璐璐

　　　贾民勇　周建党　牛林敬　易　磊　李　婷

图书在版编目（CIP）数据

脑血管病居家调养保健百科／田建华，张伟主编

．--石家庄：河北科学技术出版社，2012.12（2020.11重印）

ISBN 978 - 7 - 5375 - 5599 - 9

Ⅰ．①脑… Ⅱ．①田… ②张… Ⅲ．①脑血管疾病-

防治 Ⅳ．①R743

中国版本图书馆CIP数据核字(2012)第299872号

脑血管病居家调养保健百科

田建华　张　伟　主编

出版发行：河北科学技术出版社

地　　址：石家庄市友谊北大街330号（邮编：050061）

印　　刷：三河市金泰源印务有限公司

经　　销：新华书店

开　　本：710×1000　1/16

印　　张：20

字　　数：250千字

版　　次：2013年3月第1版

印　　次：2020年11月第2次印刷

定　　价：89.00元

前　言

　　每天，我们看到五彩缤纷的颜色，听到各种美妙的声音，思考着诸多的问题，与人交谈，做各种事情，这一切都跟我们的大脑密切相关。大脑是人体最神奇的"构件"，是人类生存和从事各种活动的神经中枢。它掌管着所有的感觉和动作，哪怕你只是想动一下手指头那么简单而短暂的一个动作，都是由大脑发出指令通过神经一步一步地传达过来的。基于此，养脑护脑就成为养生的重要内容，预防脑血管疾病这个脑健康的"头号杀手"更成为重中之重。

　　脑血管疾病是指由各种原因引起的脑动脉系统与静脉系统发生病理改变所造成的疾病。它具有发病率高、死亡率高、复发率高、并发症多的特点，对人体健康的危害程度较严重。由于脑部血液循环障碍直接影响脑组织，致使脑细胞发生功能紊乱或不可逆性病变。患者常出现头痛、头晕、呕吐、意识障碍，严重时可出现失语、偏瘫、大小便失控等症状和体征，重者可导致死亡。

　　据流行病学调查表明，我国每年脑血管病新发病例为130万～150万，每年死于脑卒中者近100万，患病人数为500万～600万人，幸存者中约34%不同程度地丧失劳动能力，重度致残者达40%以上，且脑卒中的发病有年轻化的趋势，45岁以下脑卒中发病率为9.77%。脑卒中经抢救存活者中，在5年内有20%～47.7%的复发率。每次复发都会不同程度地加重病情，最终导致患者重度残疾，甚至死亡。脑卒中不仅威胁着人们的身体健康，更给社会和家庭带来沉重的经济负担。然而，在现实生活中，很多人缺乏脑血管病预防知识，自我保护能力不足，不注重养成健康的生活方式，因此，预计脑血管病造成的危害会日益严重。

生命犹如绿洲，那么，脑血管病就好比肆虐的沙漠，而手上的这本《脑血管病居家调养保健百科》就是一道健康的"防护林"，其目的正是希望人们从生活的一点一滴关注脑血管的健康，摒弃不健康的生活方式，最终远离脑血管疾病。

为此，本书从对脑血管病的认识谈起，主要介绍了脑血管病患者的饮食防治、合理运动、中西药疗法、经络疗法、居家护理、康复治疗等方面的知识，内容通俗易懂，文字轻松活泼，将知识性、趣味性、科学性和可读性较好地结合，可满足不同文化层次、不同年龄读者的需求，也可供基层临床医护人员参考。

最后，衷心祝愿本书能指引你走出脑血管病的防治误区，用科学知识筑起一道健康防护墙。本书在编撰出版过程中，得到了很多专家、学者的审阅校正，在此一并致谢。

编　者

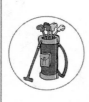

目　录

第二章　食养食疗：营养大脑，治疗病痛

第三章　运动锻炼：举手投足间的养生智慧

第四章　中药西药：合理用药是正道

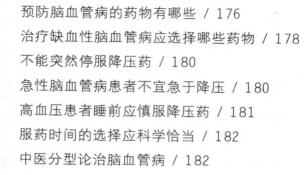

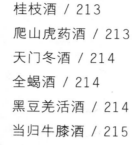

第五章　经络疗法：天然无毒的绿色疗法

第六章　居家护理：患者最信赖的家园

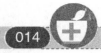

第七章　康复治疗：让你的亲人重获健康

第一章

脑血管病：威胁中老年人的头号杀手

　　脑血管病是指脑血管破裂出血或血栓形成，引起以脑部出血性或缺血性损伤症状为主要临床表现的一组疾病，又称脑血管意外、脑卒中或中风。该病常见于中年以上人群的急性发作，严重者可发生意识障碍和肢体瘫痪，是造成人类死亡和残疾的主要疾病之一，也是高血压患者的主要致死原因。脑血管病具有"四高一多"的特点，即发病率高、死亡率高、致残率高、复发率高以及并发症多，以至于被称为威胁中老年人的"头号杀手"。

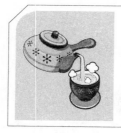

第一节 观症状:

脑血管病的十大先兆

许多人不了解脑血管病的种种先兆,即使这些脑血管病的先兆出现了,他们全不以为然或者无所觉察,从预防脑血管病发生的角度来看,这是一个很大的遗憾。大量临床经验证明只有少数患者在脑血管病发生之前没有任何征兆,绝大多数患者都有以脑部瞬间缺血或脑出血的表现而发出的各种信号。这时如能及时识别,并进行积极有效的治疗,多能使患者转危为安,防止脑卒中的发生。以下是脑血管病的前兆,一旦发现就应尽快就医检查,防止非死即残的悲剧发生。

 症状1:头晕目眩

苗大娘今年60岁,前几天清晨到小区健身场地锻炼时,突然感到天旋地转、摇曳不定、站立不稳,差点晕倒在地,同时眼睛看到双重物象、模糊不清,耳鸣也一起出现。到医院检查后被告知,这是脑卒中的最早警报信号。原本以为只有高血压的人才会脑卒中,而苗大娘没有高血压,怎么也会患脑卒中呢?医生说血压正常者同样也会脑卒中,如心脏病、糖尿病、吸烟饮酒、避孕药、肥胖等都可能会引起脑卒中。

脑血管疾病专家认为,眩晕是脑血管病先兆中极为常见的症状,可发生在脑血管病前的任何时段,尤以清晨起床时发生得最多。此外，在疲劳、洗澡后也容易发生。特别是高血压患者，如果1～2天反复出现5次以上眩晕，发生脑出血或脑梗死的危险性增加。所以说，眩晕是高血压患者发生脑卒中的一个信号，原因有二：一是血压突然升高，血管应激能力增强，可使脑动脉血管发生痉挛，导致脑血管的血流量减少，

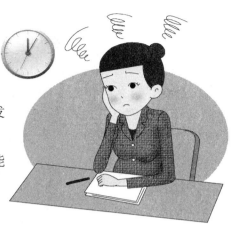

因大脑供血不足即会发生眩晕；二是有可能因为过度服用降压药所致。忽然自觉头晕目眩，几秒钟后恢复常态，可能是短暂性脑缺血发作，俗称"小脑卒中"，应及早去医院请医生诊治，防止脑卒中发生。

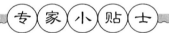

专家小贴士

　　由于普通人很难鉴别自己是何种原因导致的何种类型的眩晕，因此，如果出现头晕目眩的症状，即使休息一下就能缓解过来，也要及时就医。

症状2：剧烈头痛

　　40岁的高女士是一家公司的经理，近两周由于公司业务繁忙，她几乎每天都加班到凌晨1～2点。近日高女士忽然剧烈头痛，她以为是休息不足造成的，为此请假回家休息了一天，但是头痛丝毫没有减轻，到医院做颅CT检查，却发现是自发性蛛网膜下腔出血。据

了解，头痛是蛛网膜下腔出血突出症状。常为全头部劈裂样疼痛，此为脑出血最危险的一种类型，往往是脑内大动脉破裂所致，死亡率很高。而脑出血患者，由于血液直接刺激脑膜和脑的疼痛结构，有80%～90%的患者有剧烈头痛。特点是开始时疼痛位于病侧，当颅内压增高或血液流入到蛛网膜下腔时，可出现全头痛。短暂性脑缺血发作和脑梗死头痛多较轻微，但大面积脑梗死合并颅内压增高时，也可出现剧烈头痛。

现代人工作节奏快、压力大，头痛是时有发生的事情。那是不是头痛都要去检查呢？其实头痛有很多诱因，连牙痛也会引发头痛。这些有诱因的头痛一般就不是脑血管的问题，但是如果一旦你的头痛让自己也找不到原因，那么就要慎重了，有可能就是脑血管有疾病，此时，最好先到医院进行检查，不可采取"忍让"的态度，更不可自行购买止痛药服用。

症状3：突发肢体麻木

在郑州市某中医院脑病科门诊上，曾接到一例"脑卒中"患者小刘。小刘今年20多岁，从事的是司机行业，经常开车在各大省市来回出车。由于本身从事行业的原因，生活没有规律，肚子饿时就找个合适的地方，把车停下来，随便吃点。平时摄入的都是高蛋白、高脂肪食物。抽烟酗酒也是小刘平时生活中不可缺少的一部分。这次"脑卒中"是由于到郑州市送货，几天的行程，小刘已经累得够呛。刚到郑州送货公司，小刘忽然就感觉自己左侧肢体不能动了，包括手、腿都处于一种僵硬的状态。刚开始，小刘以为是疲惫的缘故，使劲拍了几下，还是不能动。这时候货运公司的员工立即将小刘送到本市中医院脑病科，经医务人员诊断为"脑卒中"。左侧肢体麻木主要是脑卒中引起的"偏瘫"。

据心脑血管专家介绍，一侧肢体麻木、无力的情况最容易被人忽视，因为很多人都会以为是睡觉时姿势不对，把胳膊或腿压着了，而不会想到是脑血管病的前兆。脑血管如果破裂出血，即时死亡率高达25%。因此，一旦发生以上病发前兆，就该马上到医院检查就诊。

专家小贴士

> 脑血管病的常见症状是偏瘫。偏瘫是指一侧上、下肢及同侧舌和面部肌肉的运动障碍。特点是病变大脑半球的对侧肢体偏瘫。按照程度可分为不完全瘫和完全瘫。不完全瘫也称轻瘫，扶杖可以行走。完全瘫也叫全瘫，患者卧床不起，不能自己活动。完全瘫变为不完全偏瘫，说明病情好转；反之，则表示病情加重。

 ## 症状4：突然嘴歪眼斜

家住南京城北的田大爷春节可是很忙活，远在加拿大的儿子、儿媳、孙女儿今年特意回家过年，一家人欢天喜地。田大爷忙前忙后，满脸笑容，前天早上刷牙时，感觉嘴巴合不拢，漱口时水直接往下淌，脸部麻麻的，手上没有劲，牙刷也掉了，而且

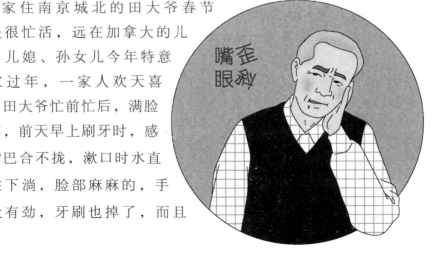

吐字不清，说话错乱甚至不能说话。由于前些年田大爷也出现过类似的症状，医生说是面瘫，经过治疗也就好了。田大爷没当回事，回到床上休息了一下，直到中午吃饭时，被儿子发现嘴歪眼斜，口水直淌，起床时半边身感觉有点麻木，用不上劲，在子女的劝说下来到南京市中医院就诊。尽管也是嘴歪眼斜，但老爷子这次却不是简单的面瘫，而是脑卒中的前兆，所幸治疗及时，没有留下肢体瘫痪后遗症。

因此，一旦发现自己嘴歪眼斜，不管是面神经麻痹，还是脑卒中前兆，都要及时送医院治疗，以防发生不测。

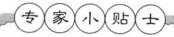

专家小贴士

同样是面部表情障碍，面瘫和脑卒中有什么区别呢？

首先，面神经炎多由于受凉、吹风等引起，发病前仅感到耳后痛或下颌角不适，精神状态良好，绝对不会出现偏瘫；而脑卒中发病时多伴有头痛、头昏或恶心呕吐，出现口角歪斜的同时，常伴有偏瘫。

其次，仔细观察，两者表现出的面部表情不同，面神经炎会累及同侧的所有面肌，除了出现口角歪斜、鼻唇沟变浅等下半部面肌瘫痪表现外，还有同侧额纹变浅，不能皱额、蹙眉、闭眼等上部面肌瘫痪症状；而脑卒中仅累及病变对侧的下半部面肌，并不影响上部面肌，所以只有鼻唇沟变浅，露齿时口角下垂，不能吹口哨等，但是可以皱额、蹙眉、闭眼。

症状5：意识障碍

意识是大脑功能活动的综合表现，即对环境的知觉状态。正常人意识清晰，定向力正常，感应敏锐精确，思维和情感活动正常，语言流畅、准确，表达能力良好。意识障碍是指人对周围环境以及自身状态的识别和觉察能力出现障碍。意识障碍尤以脑出血患者多见，是脑部受到严重而广泛损害的结果。据报道，60%～80%的脑出血患者可出现意识障碍。临床特点是除少部分轻型脑出血患者，意识可保持清醒外，脑干出血和小脑出血意识障碍都比较严重；脑室出血患者可迅速出现昏迷；蛛网膜下腔出血意识障碍程度较轻。脑梗死较少出现意识障碍，而大面积脑梗死多伴有意识障碍。

症状6：频繁打哈欠

我们知道，一般人在感到疲劳时，常会打几个哈欠，这样可使人的疲劳暂时减轻。尤其是进入春天，随着气温的逐渐升高，会使人体皮肤的毛细血管和毛孔明显舒张，体表的血液循环随之旺盛，而使流入大脑的血液比冬天少，大脑的氧气供应量减少，导致了脑神经细胞兴奋程度的降低，人体一时还适应不了这样的气候变化，于是出现了无精打采、昏昏欲睡的春困现象。但对于老年人，尤其是高血压、脑动脉硬化者来说，脑卒中前兆也往往有类似春困的现象，应引起人们的注意。

医学研究发现，有70%～80%的缺血性脑卒中患者，在发病前1周左右，会由于大脑缺血缺氧而频频出现打哈欠等犯困现象。其原因是中老年人，特别是患高血压、脑动脉硬化者，由于动脉粥样硬化，管腔变窄，血管壁弹性降低，致使流向大脑的血液量减少。而大脑对氧气十分敏感，当大脑缺血缺氧时，即引起哈欠频频，昏昏欲睡。因为打哈欠可使胸腔内压力下降，上下腔静脉回流心脏的血量增多，心脏的输出血量增多，脑细胞的供血能力得到改善，但这种改善是暂时的。因此，频繁打哈欠常预示缺血性脑卒中可能在近期发生。

中老年人，尤其是有心脑血管疾病者，如果出现白天犯困、哈欠连连，千万别误把脑卒中当春困，应及时去医院检查，并在医生指导下，积极治疗高血压、高脂血症等疾病。

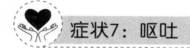

症状7：呕吐

呕吐尤其是喷射状呕吐是脑卒中患者的常见症状，特别是出血性脑血管病，如蛛网膜下腔出血常为喷射性呕吐，发生率在80%以上；脑出血时颅内压增高，呕吐和头痛均加剧。一般人可能不明白，脑卒中发生在脑部，怎么会引起胃部的症状呢？

虽然呕吐可以来自胃部的刺激，如吃东西不适时可以恶心、呕吐，但是，呕吐又常常是一种神经反射性的症状，如用手指刺激咽部即可诱发呕吐反射。此外，包括脑卒中在内的不少疾病也会引起反射性呕吐。

脑卒中如果伴有头晕，特别是眩晕症状者常伴发呕吐，这种情况多见于椎－基底动脉供血不足，乃由于脑干的前庭神经系统机能障碍所致，与内耳前庭器官病变所致的梅尼埃病症状极为相似，特点是眩晕伴呕吐，重者还会出现意识障碍。

脑卒中如果伴有头痛症状也可伴发呕吐，这种头痛可以因脑血管舒缩障碍、脑膜刺激或颅内压升高等原因引起。其中蛛网膜下腔出血造成的脑膜刺激现象最为严重，也是伴有头痛的呕吐症状中最明显的一种。

脑卒中就呕吐症状来说，轻者仅呕吐1~2次胃内容物。重者呕吐频繁，吐完胃内容物接着吐胃液。还有些重症患者在剧烈呕吐的同时伴有消化道出血，这种情况多见于重症脑出血。

专家小贴士

如果患者呕吐出咖啡色胃内容物，表示有上消化道出血，是病情危重的预兆。一般来说，缺血性脑血管病发生呕吐者较少见，但大面积脑梗死合并颅内压增高时，也可引起呕吐。

 症状8：舌 痛

日常生活中，许多人都有过口腔溃疡的痛苦经历，尤其是在秋冬季更容易发生，可是有些老年人舌体并没有溃疡破损，也会感觉非常疼痛，而且一般疼痛部位多在舌尖、舌根或舌的两侧边缘，甚至不吃任何东西也有灼热感。这是为什么呢？有关学者研究发现，老人舌痛有脑血栓形成的危险，必须引起人们的注意。

医学研究认为，老年人发生舌痛往往是由于营养不良、维生素缺乏、贫血或是体内存在某种慢性感染病灶等因素所致，也有可能与全身动脉硬化有关。因为有些患有动脉硬化的老人，其血液中胆固醇含量过高，血黏度增加，体内微循环出现障碍时，舌黏膜中的血流速度减慢，使毛细血管变窄或栓塞。当舌体局部

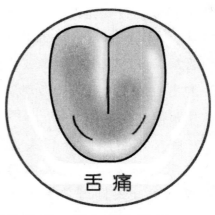

舌痛

静脉淤血时，即会生成刺激舌神经的物质，便会产生舌痛。

因此，老年人舌体如果没有溃疡破损却感到舌痛、麻木、活动不便时，一定不要置之不理，要及时到正规医院检查，预防脑卒中的发生。

 症状9：血压波动大

李大爷是一位建筑工程师，今年63岁，患高血压病已有10余年，血压波动于160～200/100～120毫米汞柱，在医生的指导下曾用过心痛定（硝苯地平）降压。对于降压药，他还是比较敏感的，药一吃下去，不多久，血压就会降下来。虽然医生一再叮嘱他要坚持服药，将血压维持在一个恒定的水平，可他却认为如果没有什么不适就不用吃药，吃多了反而会使身体对药物产生耐受，时间长了，降压的效果反而不好，因此，他一直以来都是断断续续使用降压药。

因单位工作的需要，尽管他已到了退休年龄，仍战斗在第一线。一个多月前因为赶工期，接连熬了好几夜。有一天夜晚，起床上洗手间时觉得有点头昏，他以为是工作紧张、太过劳累造成的，没有在意。第二天头昏较前一天明显加重了，因有点鼻塞，他便认为是晚

上睡觉时着凉感冒了，自服了一些药物却没有去医院检查。慢慢地病情越来越重，并伴有天旋地转的感觉，右手握物无力，右脚也有麻木感。家人给他量了量血压，为160/110毫米汞柱，于是自服了两粒心痛定片。果真是立竿见影，血压很快就降至110/70毫米汞柱，这使他错误地认为"药到病除"。心想血压降下来了，应该没什么问题了吧？可事与愿违，本来还可以单独行走的他，到晚上则必须在家人的搀扶下才能行走了。到了第三天，他的病情进一步恶化，头晕、恶心，同时全身冒冷汗，吞咽困难，下午开始出现神志恍惚，家人这才慌了神，赶忙叫来了急救车将他送往医院治疗。到医院后他便出现了抽搐，呼吸变粗重，至下午6点左右，他变得不省人事、呼之不应了。磁共振（MRI）检查显示右颞，双侧丘脑，右内囊后肢、右大脑脚、桥脑多处脑梗死，右小脑半球脑梗死，虽经治疗，但他始终未能清醒过来。到现在，他陷于昏迷状态已有1个多月了。

　　李大爷之所以发生这样的不幸，其原因主要有以下两点：

　　其一，在于他发病后，不问青红皂白就服用强效降压药将血压急速降下来。虽然高血压得不到控制会并发脑卒中、心肌梗死等危险疾病，但是，血压波动大，同样会产生不良后果，就像绷紧的橡皮筋与一会儿绷紧一会儿松开的橡皮筋一样，都会变得易断。如果血压降得太低，脑血流量随之降低，脑组织得不到足够的血液和氧气的供应，出现头昏脑涨、倦怠等症状；血压偏低，加上血液黏度增高时，还可引起脑血栓形成，导致脑梗死。

　　其二，脑卒中的治疗，最重要的就是强调一个"快"字，越早把患者送医院治疗，脑卒中并发症的发生率及后遗症的严重程度就会越低。要做到"快"，其中最重要的一点就是患者及其家属能认识到脑卒中的一些早期症状，如剧烈头痛、发作性天旋地转、一侧肢体麻木或动弹不得、一侧面部麻木、口歪眼斜、视物成双等。虽说李大爷最开始的表现为头昏，没有什么特异性，但在他有一侧肢体麻木症状时，患者及其家属仍未认识到问题的严重性，这不能不说是造成最终不幸结局的一个至关重要的因素。

专家小贴士

脑卒中后患有高血压的患者，其处理应区别情况而选择适宜的措施：

1. 对于原本有高血压病的脑卒中患者，降血压要参照原来的血压水平，选用适当药物，使血压逐渐下降到脑卒中前原有水平或稍偏高些，同时不能过速。

2. 有些脑卒中患者的血压升高是颅内压增高所致，由于调节反应，血压必须较原来基础血压高些，这样才能保障脑组织的供血、供氧。通过脱水利尿剂降低颅内压的治疗，患者的血压即可相应地降低。

症状10：鼻出血

赵大娘家住北京朝阳区，今年60岁出头，患高血压有十多年了。前一天晨练回家，赵大娘觉得鼻腔里湿乎乎的，用纸一擦竟是鲜血，于是她立刻平躺下来，给鼻腔塞了棉球，血很快止住了，就没当回事。一天后赵大娘如厕时突然感到头疼，身体一侧也变得很不灵活。家人一看情况不妙，忙将其送往附近医院，经医生诊断竟是脑血管意外，俗称脑卒中。那么，鼻腔血管破裂为什么易引发"脑卒中"呢？

专家认为，鼻出血的原因主要有两个方面：一是局部原因，主要与鼻腔、鼻窦及鼻咽部病变有关。鼻腔毛细血管扩张，血管断裂也可引起鼻出血。二是全身疾病的影响，常见的高血压、动脉硬化等均可造成鼻腔内小动脉破裂而引起出血。

对老年人而言，鼻出血往往与年龄大、鼻中隔表面黏膜的血管老化破裂有关，虽然鼻腔黏膜干燥、打喷嚏、挖鼻等容易使鼻腔部位的血管压力增加或破裂而发生鼻出血，但这些诱因只是一个方面，而高血压、动脉硬化等全身性疾病更容易引发鼻出血，这些因素又是导致脑卒中的主要病因。

有资料表明，老年人鼻出血后有半数以上在 1~6 个月会发生不同程度的脑出血，即出血性脑卒中。因此，老年人鼻出血并非是一种单纯孤立的现象，很可能是脑出血的早期信号，应引起高度的警惕。

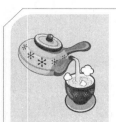

第二节 查病因：
不知不觉酿祸患

　　许多疾病都是不知不觉间种下的。只有弄清楚是哪些病因会使我们患上脑血管病，我们才会自觉防止这可怕的祸害上身。脑血管病的根源主要是高血压、脑动脉硬化等。由于脑血管壁的粥样硬化，致使血管腔狭窄或形成夹层动脉瘤，在各种诱因如情绪激动、精神紧张、用力过猛、血压升高等影响下，造成血管破裂或堵塞，使脑血液循环障碍，形成部分脑组织缺血、水肿等病理改变，导致神经功能障碍，从而相应出现一系列的脑卒中症状。

 ## 高血压，脑血管病最危险的因素

　　高血压病很容易引起脑卒中，这并非危言耸听，因为几乎80%以上的脑血管病均与高血压有关。大量资料和临床观察认为，血压的高低与脑血管病的发生成正比。据统计，93%的出血性脑血管病患者有高血压病史；86%的脑血栓形成患者亦有高血压病史。

　　高血压导致脑卒中的主要因素是其容易引起心、脑血管结构的改变。当血压升高时，会引发全身的细小动脉痉挛，如果血压长时间持续升高，动脉也会长时间痉挛，血管壁因缺氧而发生变形，管壁增厚，管腔变窄，弹性减退，从而形成或加重动脉硬化的形成；再加上高血糖、高血脂、血黏度增高等因素更容易加速脑血栓的形成。如果降压效果不好，或患者不按医嘱服药，使血压波动幅度过大，引起动脉反复痉挛，引起脑组织出血、水肿或动脉壁透明变性，形成夹层动脉瘤，引发脑出血。

对于高血压病患者来说，并不是血压高就会引起脑卒中。相反，不按医师嘱咐服用降压药，以及不正确的生活、饮食习惯等，才是致病的根源。如长时间患有高血压，未做适当的降压治疗；虽然按时服药，血压仍长期保持在较高的水平；或间断降压治疗，血压时常突然增高；过分降压往往因夜间血压过低而引起缺血性脑卒中；不注意气候情绪变化及身体过度疲劳等诱发因素的影响。此外，合并有高脂血症、糖尿病、肥胖等更易引起脑卒中的发生。

实际上，无论是轻型或中重型高血压患者，无论预防脑卒中的首次发生还是再次发生，也无论在缓解脑卒中病程或减少致病性脑卒中上，严格的降压治疗都是非常有益的。降压方法并不难掌握，只需耐心、认真和持之以恒。不妨把降压的注意事项抄录在显而易见的位置，遵照执行。如严格控制血压在140／90毫米汞柱以下，年龄越小，控制越严，最好每天监测血压变化，至少每周测一次血压；24小时稳定控制血压，使血压波动较小，不可将血压降得过低；坚持服用降压药物，不可随意停药，应按医嘱增减降压药物；戒烟酒，低盐低脂饮食；坚持有氧体育锻炼，如慢跑、游泳、骑车、练太极拳等，每天30分钟以上，每周至少5次；控制血糖、血脂、血黏度；肥胖者要减轻体重，达到正常标准等。

血压过低，脑血栓容易上门

　　我们知道，高血压是形成脑卒中的最重要的危险因素，脑卒中患者大多数曾患高血压。但是高血压或血压正常的人，在血压突然降低时，也容易发生脑卒中，如脑血栓。这是什么原因呢？

　　这是因为形成脑血栓最重要的因素与血管病变有关，如粥样硬化性或高血压性血管病变，脑动脉管壁增厚、弹性减退、管腔狭窄、内壁粗糙不平、血流减少或淤滞。正常人的脑血管在一定的血压范围内有一种自身调节的功能，当血流量增加时血管会自动收缩，而血流量减少时血管会自动扩张。脑血管有病变时，血管的这种自身调节功能要在较高的血压范围内才能发挥作用。当血压过低时，脑血管不仅不会扩张，甚至发生脑血管痉挛，以致造成脑组织缺氧、缺血、梗死；在血压过低时，循环中的脑血流较缓慢，容易发生血小板聚集，导致血液黏度升高，故容易形成血栓，从而发生脑血管病。

　　因此，患有动脉粥样硬化的人要注意避免血压过低，高血压患者在降压治疗时要切忌过快、过猛；血压过低的老年人也不要麻痹大意，积极预防脑血管疾病的发生。

 ## 动脉粥样硬化，引发脑血管病最主要的原因

　　动脉粥样硬化就是动脉壁上沉积了一层像小米粥样的脂类，使动脉弹性减低、管腔变窄的病变。动脉粥样硬化是人体衰老过程中最常发生的病变之一，也是脑血管病最主要的原因，70%的脑血管病患者患有动脉粥样硬化。动脉粥样硬化容易导致

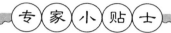

脑血栓。

目前医学界公认高脂血症是引起动脉粥样硬化的主要原因之一。由于血脂的调节发生障碍，久而久之，硬化斑块在血管壁上愈积愈多、愈积愈大，致使管腔变窄而弯曲，加之与凝血有关的血小板聚集在内膜损伤处，以致血管阻力增加，血流缓慢，最终逐渐生成血栓，导致脑血栓形成。

专 家 小 贴 士

20岁以上成年人应每5年进行一次空腹血脂检查，包括总胆固醇、低密度脂蛋白胆固醇、高密度脂蛋白胆固醇和甘油三酯，以期早期发现、早期干预。

心脏病，脑血管病的一个危险因素

心脏病常常被认为是脑血管病的一个危险因素。由心脏病引起的脑血管病分为以下2类：

（1）心脏瓣膜的炎性赘生物脱落或心脏附壁血栓及栓子脱落，随血液流入脑血管而发生脑栓塞。

（2）心功能不全引起脑血流量灌注不足，加上患者脑动脉硬化、血管管腔狭窄，容易形成脑血栓。

风湿性心脏病是造成脑栓塞的主要原因，占脑栓塞的40%～90%。其发病率高，而且容易复发，2年内有30%复发，6年内有半数复发。这是因为心脏赘生物可反复脱落进入血液，阻塞脑血管。

据统计，患有冠心病的人发生缺血性脑血管病的概率要比无冠心病者高5倍。冠心病是脑栓塞最常见的病因之一，它不仅容易发生脑血栓，而且容易发生脑栓塞。

先天性心脏病患者容易伴有脑血管畸形，随时都有可能发生出血性脑血管病的可能。亚急性细菌性心内膜炎亦可发生脑栓塞。国外学者报道，心肌梗死后的脑血管病发生率约为87%，多发生在心肌梗死后的4~20天。

总之，当心功能不全、心肌缺血、频繁早搏、心房纤颤、房室传导阻滞时，均可使脑循环血流量减少，加上已有的脑动脉硬化就更增加了发生脑血管病的危险性。

糖尿病，脑血管病的诱因之一

脑血管病是一种常见病，但因糖尿病引起的脑血管疾病常被人们忽视。糖尿病与脑血管病关系密切，它是脑血管病发生的危险因素之一。据统计，10%~30%的脑血管病同时患有糖尿病。有糖尿病者，患缺血性脑血管病者是一般人的2.8倍。脑血管病已成为糖尿病患者死亡的主要原因，死亡率高达12%~28%。是什么原因使得糖尿病和脑血管病的关系如此密切呢？

糖尿病是一种以糖代谢紊乱为主要表现的内分泌性疾病。主要是患者的胰岛β细胞分泌胰岛素绝对或相对不足，引起糖、脂肪和蛋白质代谢紊乱，不但可使血糖增高，而且还会使葡萄糖转化为脂肪，形成高脂血症，加速了糖尿病患者的动脉粥样硬化。糖尿病患者动脉粥样硬化的发生率是正常人的10倍，并且发生年龄早，进展快。病变主要发生于脑动脉、冠状动脉和下肢动脉。由于动脉粥样硬化，动脉弹性变差，动脉内膜粗糙，造成血小板在动脉壁上附着，所以，容易发生脑血栓。

除了上述病理基础外，糖尿病患者的血液黏度增高，也是一个重要因素。糖尿病患者血脂增高，红细胞异常，血小板黏附性、聚集性增强，加上小便量增多引起体内脱水等，均可造成血液黏度增高，使微血管内血流不畅或栓塞。

此外，糖尿病患者激素调节功能异常，生长激素增多，使血小板聚集性、黏附性增强，胰高血糖素增多，纤维蛋白原增加，血液黏度增高，血流减慢，这些均易导致脑血栓形成。

因此，应重视对糖尿病的预防和控制，必要时可通过控制饮食、口服降糖药物或使用胰岛素控制高血糖，以减少引发脑卒中等并发症的概率。

血脂高，脑血管发病率也高

高脂血症与动脉硬化有着密切的联系，是产生动脉硬化的最重要原因。高脂血症是指血液中的脂肪含量高于正常而言。正常人空腹时血液中含胆固醇3.1～5.7毫摩尔/升，甘油三酯0.56～1.7毫摩尔/升。如果血液检验数值超过了这一标准限值，即称为高脂血症。血脂的增高引起了动脉的硬化，从而成为脑血管病发生的危险因素。

血脂是指血液中的脂肪类物质，其源于食物，又可在人体内合成，它提供身体新陈代谢时所消耗的能量。血液中主要有两种血脂，即胆固醇和甘油三酯，其中胆固醇又主要以低密度脂蛋白

（占总胆固醇75%）和高密度脂蛋白（占总胆固醇25%）的形式存在。其中低密度脂蛋白是引起血管阻塞和冠心病、脑卒中的罪魁祸首，所以被称为坏胆固醇。高密度脂蛋白则可以将低密度脂蛋白从血液中运回肝脏，降低血中低密度脂蛋白的水平并防止其在血管壁沉积。

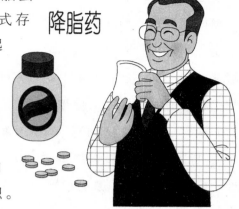

当血脂过高时，可使胆固醇之类物质沉积于大、中动脉管壁内，逐渐形成动脉粥样硬化，会导致一系列严重后果，其中就包括脑血管病。

因此，为了防止脑血管病的发生，高脂血症患者应少吃油腻食物，有规律的运动锻炼身体，定期到医院复查血脂，必要时口服降脂药物等。

专 家 小 贴 士

近期国内外有不少研究表明，应用他汀类等降脂药物可降低脑卒中的发病率和死亡率。流行病学研究表明，血清总胆固醇水平过低时可增加出血性卒中死亡的危险。另外，在脂质代谢中，脂肪中的不饱和脂肪酸对血管有保护作用。胆固醇和蛋白质结合所形成的3种脂蛋白中，有一种叫做高密度脂蛋白，它能将沉着在血管壁上的胆固醇剥离下来并带回肝脏，进行处理。这种高密度脂蛋白的增加可以减轻动脉硬化。

过量食盐，易发生脑血管病

　　盐是人们生活中不可缺少的调味品。对很多中国人来说，一道菜中可以没有酱油没有味精，但绝不能没有盐。然而，这些看起来"不咸不淡"的问题，正悄悄地危害着人们的健康。

　　生活中，许多人喜欢重口味的食物，不然就感到寡淡无味，味同嚼蜡，所以，自己下厨时就毫不心疼地要放一大勺盐，外出下馆子时也专挑咸辣味道的饭菜食用。拥有这种习惯的人似乎不在少数。人体健康离不开盐，但吃盐过多也对健康不利。

　　世界卫生组织认为每人每天的食盐量不应超过6克。食盐过多对身体的最大危害就是会导致高血压。因为，食盐主要成分是氯化钠，被人体过多摄入后，钠离子会使细胞储存过多水分而不能及时排出体外，导致血容量大幅增加，增大心肌负荷，心脏跳动频率和力度由此加大，从而增加血液对外周血管的压力，使血压升高。过多氯化钠还会使机体发生一系列复杂的生理生化改变，直接造成血管收缩、痉挛，导致高血压。而高血压是脑血管病发生的最重要的危险因素。在动物实验中亦已证实，盐能加速高血压的发展，并增加脑血管病的死亡率。

　　因此，日常饮食时一定要限制盐的摄入。限盐首先要把好"入口关"，即烹调时应尽量少放盐和含盐调味品，在此给大家介绍一些小窍门：除了使用限盐勺外，大家还可掌握"两盖盐"法则。刚开始每天吃一啤酒瓶盖盐（不超过10克），适应后换成每天一牙膏盖盐，约4.5克。做菜时，用酱油、豆酱、芝麻酱调味，或用葱、姜、蒜等香料提味。5毫升酱油、20克豆酱所含的盐分才相当于1克盐，而且做出的菜比直接用盐味道更好。

用药不当，易诱发脑血管疾病

脑卒中是老年人易发的重病，多因高血压等疾病所致。老年人，特别是患有高血压等疾病的老年人，在服药时一定要注意。因用药不当，致使正常的老年人发生了脑卒中，这种现象在临床上时常发生。以下 8 类药物使用不当，会诱发脑血管疾病。

① 利尿药

常用的利尿药，如速尿（呋塞米）、双氢克尿噻等，可直接作用于肾脏，促进水和电解质的排出。若中老年人使用剂量过大或时间过长，尿液排出就会增多，易使体内水分大量丢失，可导致血液浓缩，易致脑血栓形成。

② 降压药

一些高血压患者由于降压心切，使用作用较强的降压药或服用降压药剂量过大，致使血压在短时间内急剧下降，结果使脑部供血不足，血流缓慢，血液易于凝集。这对于已有脑动脉硬化、动脉内膜表面粗糙不平的中老年人，则很容易发生脑血栓，堵塞血管，导致缺血性脑卒中。此外，睡前更应忌服大剂量降压药。人在入睡后机体大部分处于休息状态，新陈代谢减慢，血压也相对降低，若再服用大量降压药，势必会使血压更低，心、脑、肾等重要器官供血减少，血流缓慢，血黏度增加，淤积在脑血管形成血栓，而发生脑血管病。因此，高血压患者使用降压药治疗高血压，切不可操之过急，必须遵循医生的意见。

3
解热镇痛药

高热患者往往用解热镇痛类药物，如安乃近、阿司匹林、扑热息痛（对乙酰氨基酚）等来退热。解热镇痛类药物虽有一定的镇痛作用，但也会使人大量出汗，尤其是伴有呕吐、腹泻的中老年人，发汗后机体缺水严重，血液浓缩，易诱发血栓形成。因此，中老年人发烧时，一定要慎用此类药物。

4
镇静药

一些作用较强的镇静药、安眠药，如氯丙嗪、硫酸镁、水合氯醛等，也可抑制心脏，扩张血管。如果使用不当，特别超剂量服用时，可引起血压下降，影响大脑血流量，形成血栓，堵塞血管而发生脑卒中。

5
止血药

止血敏（酚磺乙胺）、止血芳酸（氨甲苯酸）、安络血（卡巴克洛）等止血类药物虽然有止血作用，但过量使用易引起血栓形成，阻塞脑血管，导致脑卒中。特别是脑动脉硬化、血脂偏高的中老年人，更容易形成血栓。因此，有血栓形成倾向性的患者应禁用或慎用此类药物。

6
滋补保健类中药

滋补保健类中药如人参、鹿茸等，患有高血压、糖尿病、高脂血症及体质虚弱的中老年人若长期、大量服用时，有造成脑血管意外的可能。故中老年人不可盲目进补，需要服用时应在医师指导下使用。

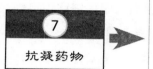

有心房颤动或心脏瓣膜病已行机械瓣置换的患者，常常需要长期甚至终身服用抗凝药，如华法林等。若抗凝药用药剂量过大，则容易引起脑出血。因此，在服用抗凝药期间，一定要注意监测凝血功能，以防脑血管意外发生。

肥胖者比消瘦者更易患病

体重正常是人体健康的重要指标之一，肥胖（体重指数>25）和超重（体重指数23～25）是代谢综合征的重要组成部分，是亚健康的表现形式。肥胖是高血压的独立危险因素，肥胖者高血压患病率是体重正常者的3～4倍。肥胖与高血压的关系不仅取决于总体重，更与脂肪的分布有密切关系，中心性肥胖的人高血压患病率最高，引发脑卒中的危险最大。肥胖是脑卒中的诱因。肥胖者比消瘦者更易发生脑血管病，而且一旦发生，其死亡率要比一般人高2倍。肥胖与脑血管病并无直接的关系。但肥胖者易患高血压、糖尿病及冠心病，而这三者又均为脑血管病的重要危险因素，所以肥胖为脑血管病的间接危险因素。

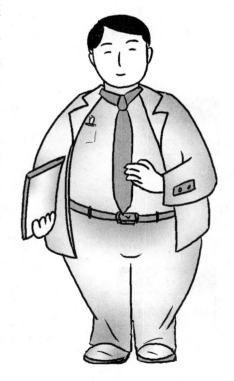

大量临床观察认为，肥胖者的突然死亡率比一般人高1.86倍。与一般人比较，肥胖者发生脑血管病的概率要多40%。肥胖者常伴有内分泌代谢紊乱，血液中胆固醇、甘油三酯含量较高，体内脂肪占体重的25%～35%，容易发生动脉硬化、高血压、糖尿病、冠心病及脑血管病等。据调查，40～60岁的男性肥胖者比正常体重者发生高血压的概率多1.5倍、糖尿病多1.9倍、冠心病多5倍、脑血管病多0.5倍。因此，防止肥胖对预防脑血管病是有益的。

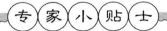

中国人正常腰围应小于臀围，男性腰围<90厘米，女性<80厘米，如果超出上述标准，就应注意减肥和控制体重。

 ## 吸烟，引发缺血性脑卒中的危险因素

吸烟可以引起多种疾病，其危害性已被公认。经常吸烟是一个公认的缺血性脑卒中的危险因素。因为烟草中含有二十多种有毒物质，尼古丁便是其中的一种。香烟中的尼古丁可以使血管痉挛、心跳加快、血压升高，还可以加速动脉硬化，并促进血小板的聚集，使血液凝固性和黏稠度增高，以致血流缓慢，为脑血管病的发生创造了条

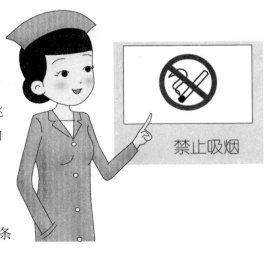

禁止吸烟

件。研究表明，烟瘾大、吸烟时间长、吸烟量大者，其脑血管病的发病率比不吸烟者高2.5倍。

吸烟是脑卒中的主要危险因素。吸烟越多、吸烟年龄越早的人，发生脑卒中的概率也就越多。吸烟可以使血管痉挛，血压升高，还能加速动脉硬化、促使血小板聚集，从而导致血液黏稠，血流缓慢，为脑卒中创造了条件。长期被动吸烟也可增加脑卒中的发病危险。暴露于吸烟环境者其冠状动脉事件发生的危险由20%升高到70%。动脉硬化既可以导致脑卒中也可致冠心病。

一项调查显示，现任烟民的妻子患脑卒中的概率比那些丈夫从不抽烟的女性高出47%。丈夫已经戒烟的女性患病率并不太高。丈夫每天抽烟的数量越多，妻子患脑卒中的可能性就越高。根据丈夫抽烟多少，妻子的脑卒中概率会比非烟民妻子高出28%~62%。此外，妻子的脑卒中概率还与丈夫抽烟的时间长短成正比关系。

过量饮酒，脑血管病会与你不期而遇

研究发现，酒瘾大、酒量大、每天饮酒者，比一般人发生脑血管病的概率多1倍，甚至1次超量饮用烈性酒也可成为脑血管病的诱因。饮酒已被列为诱发脑血管病的因素之一。饮酒为什么会诱发脑血管病呢？目前认为过量饮酒可通过下列途径促发脑血管病。

途径1：引起高血压

酒虽为粮食所酿造，是粮食发酵后、酿造后精华的浓缩。但从养生的角度来看，饭尚且还只能吃个八分饱，何况是酒呢？大量的研究事实表明，饮酒过量（按国外的标准指每日超过30毫升酒精，相当于600毫升啤酒、200毫升葡萄酒或75毫升标准威士忌）可以使血压升高，并使冠心病、脑卒中的发病率和死亡率上升。饮酒使血压升高的原因与酒精能引起交感神经兴奋、心脏输出量增加，以及间接引起肾素等其他血管收缩物质的释放增加有关。同时，酒精能使血管对多种升压物质和敏感性增加，从而致血压升高。

途径2：引起脑动脉粥样硬化

大量饮酒后，血中酒精浓度半小时可以达到高峰。酒精不但可以直接刺激血管壁，使血管失去弹性，还能刺激肝脏，促进胆固醇和甘油三酯合成，进而导致动脉硬化。硬化了的脑血管弹性减弱，管腔狭窄，容易形成脑血栓；而脑动脉硬化的患者，过量饮酒后，血压突然升高，血管破裂，又容易发生脑出血。

途径3：影响凝血物质和血小板

长期大量饮酒影响肝脏功能，使肝脏合成蛋白质的功能明显减退，进而引起某些凝血因子缺乏，如第2，7，9，10因子，纤维蛋白质溶解活动增加，血小板生成减少，使出血时间延长而发生出血性脑血管病。

此外，饮酒后利尿增强（抑制垂体抗利尿素分泌）而致脱水。由于脱水，血液浓缩，有效的血容量和脑血流量减少，血液黏度增加，促发脑血栓形成。

总之，过量饮酒有害。不过，如果身体健康，若适量间断地饮一些低浓度的黄酒、啤酒、葡萄酒也是无可非议的。对于一般人来讲，饮酒应注意以下几点：

1.控制酒量　啤酒以酒精浓度5%计，男士每天饮用不宜超过800毫升，女士每天不宜超过600毫升。红酒或白酒，男士每天饮用不宜超过360毫升，女士每天不宜超过270毫升。白兰地、威士忌、伏特加等洋酒，以酒精浓度40%计，男士每天不宜超过100毫升，约5杯，女士每天不宜超过75毫升。

2.不要空腹饮酒　饮酒时不宜空腹，因为空腹时酒精吸收快，容易喝醉；最好的方法就是在喝酒之前，先行食用一些油脂食物，如猪头肉等，以防止酒精刺激胃壁。同时，酒精经肝脏分解时需要多种酶与维生素的参与，酒精度数越高，机体所消耗的酶与维生素就越多，故应及时补充维生素。在喝酒过程中，新鲜蔬菜、豆类、鱼类、蛋类、肉类等均可作为佐菜，适当多吃。

3.不宜混合饮酒　酒不宜与碳酸饮料如可乐、汽水等一起喝，这类饮料中的成分能加快身体吸收酒精的速度。

4.饮酒宜慢不宜快　饮酒后5分钟乙醇就可进入血液，30～120分钟时血中乙醇浓度可达到顶峰。饮酒快则血中乙醇浓度升高得也快，很快就会出现醉酒状态。若慢慢饮入，体内可有充分的时间把乙醇分解掉，乙醇的产生量就少，对身体产生的危害也会相对减少。

 ## 颈椎病，会增加脑血栓形成的概率

正常情况下，颈椎通过颈部的活动而发生变位，人在低头时颈椎趋于前屈，仰头时颈椎趋于后伸。这种变位运动，不会使椎体出现前后错动，因为椎间盘富有弹性，并有调节椎体活动变位的功能。

随着年龄的增加，椎间盘逐渐劳损，其弹性和变位能力减退，在低头或仰头时，椎体容易出现前后错动。椎间的纤维环附着在椎体的边缘，这种错动使纤维环反复牵拉而刺激椎体的边缘，使骨质增生发展至骨刺。骨质增生可以压迫椎动脉，引起椎动脉狭窄或痉挛，造成脑部血流不足，因而出现头晕、恶心、呕吐、视力障碍、耳鸣、甚至出现行走中猝然跌倒的情况。这些症状常于头部转侧时明显，头部正位时则明显减轻。头部位置的改变，能改善椎动脉受压程度，以致脑供血获得部分好转。有时一些老年人在猝然跌倒后又能自己爬起并继续行走，就是这个道理。

在中老年人脑动脉硬化的基础上，颈椎病加重脑供血不足，可使脑血管中的血液流动速度更慢，血栓形成的概率增多，更易诱发脑血管病的发生。因此，中老年人患有颈椎病者在转头时动作宜缓慢，以免压迫椎动脉而引起脑血管病症状。

营养不合理，脑血管病的诱发因子

有研究显示，每天吃较多水果和蔬菜的人卒中相对危险度约为0.69（95%可信区间为0.52～0.92）。每天增加1份（或1盘）水果和蔬菜可以使卒中的危险性降低6%。

我国居民的饮食习惯与西方人差异较大。近年来由于生活水平的普遍提高，饮食习惯正在发生明显的变化。人们吃动物性食物的比例明显上升，特别是脂肪的摄入量增长较快。脂肪和胆固醇的过多摄入可加速动脉硬化的形成，继而影响心脑血管的正常功能，易导致脑卒中。另外，我国居民特别是北方人食盐的摄入量远高于西方人。食盐量过多可使血压升高并促进动脉硬化形成，中国、日本以及欧洲的一些研究都确认它与脑卒中的发生密切相关。

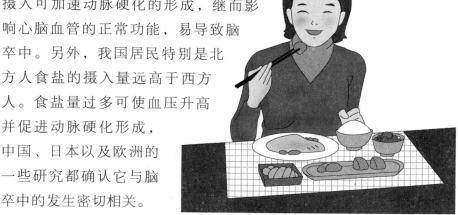

导致脑血管病的其他因素

　　除了上面谈到的导致脑血管病的主要原因外，还有一些因素不容忽视。如人体中缺镁、低蛋白等营养因素；年龄越大，发生脑血管病的概率越大等年龄因素；睡觉脱水，会增加脑梗死概率等偶然因素等。

　　另外，不吃早餐可增加脑卒中风险。人在一夜的睡眠中，因呼吸、排尿、出汗等，使水分大量丢失，血液黏稠、血流缓慢。如果不吃早餐，会导致血容量减少、血液黏稠度增高，形成微小血栓，容易在本已狭窄的动脉里形成小血凝块阻塞血管。另外，早晨交感神经兴奋性增高，使得血压偏高，这些因素均增加了脑卒中的危险性。而对于已有脑卒中危险因素的人，如高血压、心脏病、糖尿病、颈动脉严重狭窄等，长期不吃早餐更易促发脑卒中。

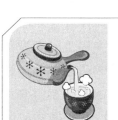

第三节 识危害：

非死即残逞凶狂

　　脑血管病是严重危害人类健康和生命安全的常见的难治性疾病，目前已成为世界范围内的顽症之一。而且脑血管病存在着发病率高、致残率高、死亡率高的"三高"现象。据统计，我国每年发生脑卒中患者达200万，发病率高达0.12%，致残率更是高达75%。我国每年死于脑卒中人数高达120万，即使得到治疗，也易复发。已得过脑卒中的患者，还易再复发，每复发一次，加重一次。

危害1：发病率高

　　发病率是指十万人口中一年新发病的频率。脑血管病世界平均发病率约为200/10万/年。我国大约每年有200多万人发生脑血管病。在世界上一些发达国家，脑血管病发病率还要高，如日本每年每10万人中就有290人发生脑血管病。该病主要发生于中老年人，其发病率从50岁开始随年龄增长而增多，通常每增加10岁，发病概率就增加1倍。随着我国人口老龄化程度不断增高，老年人比例逐渐增长，脑血管病发病率也会越来越高。

危害2：死亡率高

　　脑血管病是目前导致人类死亡的3大类疾病之一（另2大类病是恶

性肿瘤和冠心病）。近年来，据全国7城市98万居民抽样调查表明，脑血管病患病率高，死亡率占第一或第二位，还与病变轻重、类型和抢救措施等因素有关。在不同类型中以脑出血的死亡率最高，脑血栓形成的死亡率较脑出血低1～3倍，脑血管病发生后如能及时获得治疗和抢救属于出血性脑血管病，10人中有4～5人死亡；缺血性脑血管病，10人中有2～3人死亡。我国每年死于脑血管病者约有150万人，脑血管病病死率约为一半。而且脑血管病的死亡率随着年龄增长而增加，年龄每增加5岁，脑血管病死亡率增加1倍。另外，脑血管病发病后存活者中几乎有一半的患者在3～10年内死亡，如果第2次复发，其死亡率要比第1次更高。

危害3：致残率高

大量资料表明，患脑血管病经抢救存活者中，50%～80%留有不同程度的致残性后遗症，如半身不遂、讲话不清、智力减退、关节僵直、挛缩等，甚至出现痴呆。其中约1/3患者因肢体偏瘫而长期卧床，2/3患者须人帮助尚能自理生活，有的依赖拐杖行走，有的能跛行，只有1/10～2/10的患者几乎看不出有任何后遗症，达到基本治愈的程度。脑血管病后遗症不仅给患者本人带来痛苦，给家庭、社会也带来压力和负担。

危害4：复发率高

据统计，脑血管病发病后经抢救治疗存活者中，复发率一般为15%～30%，复发时间短者在数周内，长者5年以上，而在1年内复发者最多。如果忽视了对高血压、糖尿病的控制，忽视对心脏病、脑动脉硬化及其他诱发因素等的治疗，则脑血管病复发的可能性更大。这是值得特别注意的。

 危害5：并发症多

　　因脑血管病后遗症患者身体抵抗力低下，故易于发生各种并发症，如肺炎、尿路感染、褥疮、脑水肿、颅内压增高、脑疝、消化道出血、深静脉血栓、发热、脑心综合征、睡眠障碍、昏迷等。在诸多并发症中，脑疝是脑卒中的最严重并发症，可危及患者的生命。

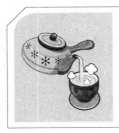

第四节　须知道：
寻医"问诊"脑血管病

由于脑血管病来势较快，病势险恶，变化多端，犹如自然界的风一样"善行多变"，所以，古代医学家把这类病称为"中风"。那么，脑血管病主要有哪些类型？如何区分脑血栓与脑栓塞？脑血管病的"三低"特征指的是什么？……脑血管病患者就医前应做好哪些准备？

 常见脑血管病分哪几个类型

医学上常将脑血管病分为3大类型，即出血性脑血管病、缺血性脑血管病及其他脑血管病。具体来讲，脑血管病分为以下几个类型：

出血性脑血管病

1. 脑出血　脑出血，俗称"脑溢血"，是指非外伤性脑实质内血管破裂引起的出血。脑出血后，血液在脑内形成凝血块，称为脑血肿。由于脑血肿有占位性及压迫性，故可影响脑血液循环而产生颅内压增高和脑水肿，所以绝大多数患者会出现头痛、呕吐、昏迷及偏瘫等症状。最常见的病因有高血压、脑动脉硬化、脑肿瘤、颅内血管畸形等，常因用力、情绪激动等因素诱发，故大多在活动中突然发病。临床上脑出血发病十分迅速，主要表现为意识障碍、肢体偏瘫、失语等神经系统的损害。它起病急骤、病情凶险、死亡率非常高，是目前中老年人致死性疾病之一。脑血管弹性越差、血压越高，发病的可能性也越大。因此，控制高血压、增加血管弹性，是防止脑出血的重要措施。

2．蛛网膜下腔出血　蛛网膜下腔出血是指由于多种原因使血液进入颅内或椎管内蛛网膜下腔引起的综合征。临床上分为外伤性蛛网膜下腔出血和自发性蛛网膜下腔出血，后者又分为原发性蛛网膜下腔出血和继发性蛛网膜下腔出血。脑底部或脑表面的血管破裂，血液直接流入蛛网膜下腔，称为原发性蛛网膜下腔出血；脑实质内出血，血液穿破脑组织进入蛛网膜下腔或脑室内，称为继发性蛛网膜下腔出血。常见的病因有动脉瘤破裂、脑动脉畸形、高血压、动脉硬化、血液疾病等。

3．硬脑膜外及硬脑膜下出血　多由外伤引起，尚有其他病因引起的。

缺血性脑血管病

1．短暂性脑缺血发作　短暂性脑缺血发作俗称小卒中或称一过性脑缺血发作，既是一种病，也是一种危险因素。特点是出现短暂性、缺血性、局灶型脑功能障碍。短时间内的脑血流量减少引起的脑功能障碍，症状发生迅速，消失也快，通常持续几秒钟或几分钟、几小时不等，并在24小时内缓解。所以称为短暂性脑缺血发作。其发作频率不等，有的人反复发作数十次尚不完全发生脑卒中，有的人发作1～2次便发生完全脑卒中。

该病发病原因主要是心脏病、糖尿病、高脂血症、颈椎病、动脉粥样硬化等。情绪紧张、劳累、感冒可促使其发病。该病症状虽轻，但后果严重，一部分患者以后可发生严重的缺血性脑卒中。据统计，患小脑卒中达5年病程的人，约有一半发展为脑卒中。

2．脑血栓　脑血栓也称脑血栓形成，是缺血性脑血管疾病中最常见的一种。它是由于供应脑部的动脉内血栓形成，使动脉管腔狭窄或完全闭塞，导致其供血区局部脑组织缺血、缺氧、坏死引起的局限性神经功能障碍，是引起脑梗死的重要原因。脑血栓最常见的病因是脑动脉粥样硬化和血管内膜炎，其次是高血压、糖尿病、高尿酸血症、高脂血症等。脑血栓的起病一般比较缓慢，病前常有头痛、头晕以及短暂性肢体麻木、无力等症状，以后逐渐出现偏瘫、失语。常在安静时或早晨醒来发现一侧肢体不能活动，这是因为睡眠中（特别是后半夜）血压下降最明显，血流缓慢，动脉粥样硬化的患者此时最易发生脑缺血。脑血栓形成时患者一般神志清楚，血压、脉搏、呼吸大多数无明显变化，有时也可急性发病甚至出现昏迷。症状的轻重主要取决于栓子的性质、大小、多少和阻塞的部位。脑血栓形成的死亡率比脑出血低70%左右，但由于栓塞所造成的神经系统障碍常不易恢复，所以有不少后遗症。

3. 脑栓塞　医学上，把在人体血液循环中流动的某些固定物，如凝血块、动脉粥样硬化斑脱落的碎斑块、脂肪组织及气泡等，称为栓子。当栓子堵塞血管后造成血流中断而致局部脑组织缺血、缺氧，甚至软化、坏死时，便出现与脑血栓相同的临床症状，称为脑栓塞。该病的患者中以青壮年居多。该病起病急骤，是所有脑血管病发病最急的一种。患者在数秒钟或数分钟内就会出现一侧肢体活动失灵，说话口齿不清或不会说话；部分患者有癫痫发作；超过一半的患者起病时有短暂的昏迷，持续几分钟后即转为清醒，意识恢复时间较脑出血为快；有些患者在发病前数小时常有先兆性头痛，头痛一般在病患同侧，大多数为轻度头痛。脑栓塞的发病比脑血栓形成要快，其发病与脑血栓形成相同，主要是偏瘫失语，这些症状在发病之初就达到高峰，称为完全性卒中。

4. 腔隙性脑梗死　腔隙性脑梗死主要是由于高血压及其伴发的小动脉的玻璃样变性或动脉源性栓塞引起。一般是指梗死所导致的脑细胞坏死范围直径不超过20毫米，且上述病变一般局限在大脑深部。该病是老年人的常见病，高发年龄组在60～70岁。男性多于女性，为女性的2～6倍。白天发病者居多，多数无明显诱因，常见于亚急性和慢性起病，症状一般于12小时至3天达到高峰。一般症状有肢体麻木、头晕头痛、眩晕、记忆力减退、反应迟钝、抽搐、痴呆，无意识障碍，精神症状少见。

5. 分水岭性脑梗死　分水岭脑梗死是指发生于脑的两条或两条以上主要动脉分布区交界处的脑梗死，可于大动脉和皮质动脉之间、皮质支和深穿支之间以及深穿支和深穿支之间的边缘带，又称边缘带脑梗死。多由于血压下降或颈内动脉高度狭窄或闭塞引起。

此外，还有其他脑血管病，如脑动脉硬化、多种脑动脉炎、脑动脉盗血综合征、颅内静脉窦及脑静脉血栓等。

 ## 如何区分脑血栓与脑栓塞

脑血栓和脑栓塞虽然都属于脑血管病，其实不是一回事。从发病机理上讲，脑血栓主要是由于脑血管的病变造成脑血管阻塞所致；脑栓塞则因身体其他部位的栓子堵塞于脑血管而引起。

从临床表现上看，它们有如下不同之处：

1. 发病年龄　脑血栓发病年龄较大，多在55岁以上；脑栓塞则多发生在20～40岁的中青年身上。

2. 病史　脑血栓患者多有高血压、动脉硬化、短暂性脑缺血发作及糖尿病等病史；脑栓塞患者多有心脏病，特别是风湿性心脏病、心房纤颤等病史。脑血栓形成之前，患者常有短暂性脑缺血发作表现；脑栓塞则很少有短暂性脑缺血发作病史。

3. 起病形式　脑血栓多为缓慢发病，常在安静状态下（如睡眠中）发病；脑栓塞往往是在活动中，特别是在用力或情绪激动情况下突然发病。

4. 症状表现 脑血栓多无头痛、呕吐等高颅压症状，其偏瘫、失语等症状逐渐加重；脑栓塞可有头痛、呕吐及意识障碍等，偏瘫、失语等症状往往突然发生且较重。

脑血管病的"三低"特征

脑血管病的"三低"特征是指低知晓率、低控制率、低治愈率。脑血管病的患病因素有高血压、高血脂、高血糖、吸烟、遗传、肥胖和精神紧张等。据调查，我国高血压的知晓率城市人口仅为35.6%、农村仅为13.9%，高血脂的知晓率不足10%，高血糖的知晓率只有33.3%。对高血压、高血脂、高血糖等这些心脑血管病高危因素干预不够，导致我国心脑血管病的知晓率非常低下，仅有5%的人对自己心脑血管系统的健康状况有所了解，所以很多患者完全不知道自己已经患上了心脑血管疾病，而发现症状之时，则已经给生命带来了严重的威胁。

全球市场调查公司GMI一项调查表明，四分之一的中国人具有发生心血管疾病的危险因素，同时也发现只有十分之一被调查的中国人认为对心脏病发作和脑卒中的危险因素"非常了解"；51%的被调查者说他们从来没有跟医护人员谈起过使用小剂量阿司匹林预防心脏病或脑卒中发作。此外，虽然14%的被调查者此前曾被建议使用小剂量阿司匹林，但他们并没有坚持使用。

我国心脑血管疾病的有效控制率尚不足20%，这与治疗条件、治疗药物以及患者的健康观念有关，很多人偶尔出现一些轻微症状时不以为意，不进行治疗，等症状明显时，病情却已经进展严重了；还有一些患者在病情控制住以后就不再及时用药，结果导致病情复发，使之更加难以控制。我国心脑血管病的治愈率也比较低，治疗达标率不足5%，我们在心脑血管疾病的治疗上也还需要做出努力。

脑血管病正在逼近年轻人

37岁的刘先生是某公司的副总，平时业务较忙，经常加班加点或忙于应酬，自认为身体尚可。前不久，他突然感到头痛、肢体无力，后来出现昏倒、失语、身体麻木等症状，被紧急送往医院。医生检查发现刘先生患轻微脑出血，保守治疗半个月后才好转。"我年纪轻轻，怎么会出现这种'老年病'呢？"刘先生对自己患这种病始终感到难以理解。

"想个企划方案，脑袋都要想炸了，还是想不出来。"30多岁的高女士每天回家后，都要把手机放在最显眼的位置。"我平时把手机放到包里，不一会儿就仿佛听见手机在响，取出手机一看却根本没有电话。现在，我总想把手机拿在手里，生怕漏掉重要的电话和信息。"高女士说。

"过度用脑者最容易发生心脑血管疾病，同时也会带来各种亚健康症状。"一位神经内科专家介绍，像刘先生和高女士这样的例子并不少见，如今脑出血等脑血管病也开始"盯"上了年轻人，中青年人发生脑出血等病例正在逐年增多。为何越来越多的年轻人会患上脑出血这类"老年病"呢？

心脑血管专家认为，现在的年轻人、中年人生活和工作压力越来越大，另外，吸烟、饮酒、睡眠障碍、情绪紧张、饮食结构的不合理、不爱运动等现象非常普遍。这些不良习惯的存在，增加了高血压、高脂血症、糖尿病等疾病的发病概率，从而威胁到人的脑健康以及整体的健康程度。长期的劳累和经常性的超时工作，或者工作之后长时间熬夜打牌等，都容易造成身体机能的紊乱从而导致各种疾病。

此外，许多人每天都面临着新的挑战，精神压力很大。如果心理承受能力较强，及时调整心态，随时化解压力，就不会积劳成疾。反之，精神压力长时间积蓄，大脑超负荷运转，妨碍了大脑细胞对氧和营养的及时补充，使内分泌功能紊乱，交感神经系统兴奋过度，自主神经系统失调，导致脑疲劳，就可能引起"亚健康"症状甚至患病。

专家提示，脑健康受损者主要分为两种，一是器质性的病变，如脑卒中、脑炎等；还有一种是大脑的"亚健康"，这部分人的机体虽然无明显疾病，但会出现疲劳，活力、反应能力、适应力减退，创造能力减弱等症状。

养脑健脑首先应饮食有节，延缓大脑衰老。烟酒会引起脑细胞代谢异常，加速细胞死亡，为此要戒除烟酒。其次，要保证睡眠，不要过度用脑。睡眠好才可真正养脑，再忙也应保证每天有7~8小时的睡眠时间。同时还应注意锻炼，劳逸结合。因为运动能调节和改善大脑的兴奋与抑制过程，使大脑功能得以充分发挥，延缓大脑老化。

专 家 小 贴 士

判断一个人是否发生了脑卒中，用简单的"微笑、举手、说一句话"三个动作可自查是否有脑卒中风险，其准确率可以达到90%。一是对着镜子微笑一下，看两边的嘴角是否不对称。二是平举双手，看10秒钟之内是否有一边手臂控制不住往下坠落。三是说一句比较复杂的话，看是否能说，或者含混不清。这三个问题中，只要有一个是肯定答案，很有可能就是发生了脑卒中。

当心"小卒中"隐藏大危险

　　小卒中即短暂性脑缺血发作，常在爆发性脑卒中（主要脑卒中）前的几个小时或几天内发生，医学上称这种现象为脑卒中预兆。小卒中发生前，通常会有明显的征兆，如由血管硬化引发脑栓塞的一类脑卒中，征兆包括突然间口齿不清、说话模糊、四肢无力、身体局部麻痹、失去平衡力、老眼昏花、视力出现问题等，这些症状可维持几分钟至数小时。至于如脑出血导致的脑卒中，有小部分患者会出现突发性及间歇性的头痛。

　　正在经历小卒中的患者，往往不晓得自己已在爆发性脑卒中边缘徘徊，即使身体出现毛病，也以为是其他问题，如突然的视力模糊、步伐不稳、头晕目眩等，可能不会联想到脑卒中，或是因脑部问题所引起的，而是找一般医生看病了事，这可是延误了治疗脑卒中的好时机。此外，小卒中发生的时间很短，患者不以为意，认为休息一阵子便没事，而小卒中的症状的确很快消失，因此患者容易忽视治疗的急迫性。

　　事实上，发生小卒中后，如果不能及时治疗，大部分患者会在一两个星期内发生大卒中，如果能在小卒中发生时及时治疗，患者的生命较有保障。因血管硬化引发的脑卒中，可靠药物疏通血管，但是必须在3小时内服药，错过这段时间，治病的成功率便减低。这3小时非常有限，因为还得计算去医院、检查等时间在内。

　　因此，出现"小卒中"后需要做好三件事：

　　（1）患者必须到医院评估未来血管的风险，可通过颈动脉彩超、经颅多普勒超声来检查脑血管，评估脑血管病的危险因素。

　　（2）到医院检查认知功能、记忆力及高级神经功能是否有障碍。

　　（3）用服药来控制相关危险因素，积极治疗原发疾病。如血压高，要在医生指导下服用降压药，有糖尿病要服用降糖药，此外，还要在医生指导下服用一些抗血小板药物如阿司匹林，抗血栓形成的药物如通心络胶囊。

脑血管病贪恋9类人

中老年人

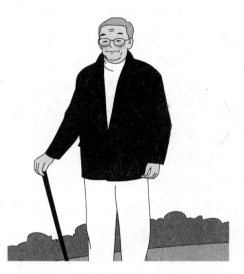

脑血管疾病极度偏爱中老年人，尤以40～70岁的人群最常见，已成为威胁中老年人健康的最主要疾病之一。随着年龄的增长，人体血管（主要是动脉）的结构和功能也逐渐发生变化，形成病变，医学上称为动脉粥样硬化。这种变化在40岁以后尤其明显。一些较小的动脉发生粥样硬化就会引起组织和器官缺血、缺氧，从而产生一系列症状。另外，动脉粥样硬化后血管壁弹性减退，外周血管阻力增加，成为导致血压增高的主要因素。因此，中老年人更容易患脑血管疾病。

有脑血管病家族史的人

脑血管疾病和遗传有一定的关系。脑血管疾病的基础是动脉粥样硬化，动脉硬化是随着人年龄增加而出现的，其规律通常是在青少年时期发生，至中老年时期加重、发病。目前发现引起动脉粥样硬化的危险因素多达百余种，其中高血压、高脂血症、肥胖症、糖

尿病、心脏病等最为常见。故有脑血管病家族史的人比一般人更易发生脑血管病。

脾气暴躁的人

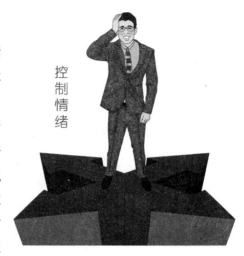

控制情绪

脾气暴躁的人的特点用俗话说就是"点着火儿就急"，具体表现为急躁、易恼火、易激动、易发怒。这种人办事节奏快、干练利索，比较完美主义，但不好的一面是比较容易冲动、脾气大、压力大，常为一些小事就大发雷霆。他们不论对自己还是对他人均有很高的要求，却常常忽视自己的健康状况，常常整天使脑血管处于紧张状态，负荷加重。因此发生脑血管病的危险性比一般人高。

长期心理紧张和压力大的人

如今，各种生存压力、竞争压力、社会压力等，导致身心长期处于高度疲劳和紧张状态，而长期的心理紧张状态是引起血脂和血压升高的重要因素。从事紧张度高的职业，如新闻从业人员、司机、科技人员，其高血压的患病率高达11.3%；其次是教师、会计、电话员、公务员，其患病率达10.2%。高血压病在从事注意力高度集中、精神紧张又缺少体力活动者中容易发生。

饮酒、吸烟者

研究认为，吸烟是心脑血管疾病的主要危险因素。烟草燃烧产生的一氧化碳及尼古丁，可促进动脉粥样硬化发生的低密度脂蛋白增高，同时使血压升高。大量饮酒可使血压升高，引起心律失常，导致脑血流量减少。长期大量饮酒还可损害肝脏，影响血脂代谢。吸烟饮酒的量越大，发生脑血管病的危险性越高。

糖尿病患者

糖尿病患者之所以易患脑血管疾病，主要是因为脂质代谢紊乱。患糖尿病时，胰岛素分泌量明显不足，作为机体主要热能来源的葡萄糖不能被有效利用而大量流失，促使脂肪分解供给机体热能，因此大量三酰甘油、胆固醇及游离脂肪酸进入血液；同

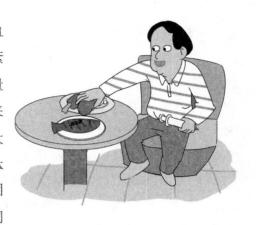

时，脂肪的合成能力减弱，血中的低密度脂蛋白水平升高，脂肪分解产物滞留于血液中，为动脉粥样硬化提供了条件。

高血压患者

据统计，80%以上的脑血管病患者患有高血压病，高血压病患者发生脑血管病的概率要比一般人高4～5倍，以出血性脑血管病居多。

心脏病患者

心脏病患者，特别是冠心病患者，由于心功能不全，脑循环血量减少，再加上心室壁血栓组织极易脱落，很容易导致栓塞而发生脑血管病。

肥胖症患者

多年来医学专家进行了大量的调查研究，结果表明胖人患高血压病的概率较瘦人高2～3倍。

此外，血液黏稠度增高者、胆固醇水平过低者、邻近大血管有病

变者、脑动脉硬化患者等，都是脑血管病的易患人群。

酒后立即洗澡易引起脑卒中

不少人喝完酒后，感觉有点醉意就很想洗个澡，舒服舒服，其实这样做有许多害处。李大爷今年65岁，平时爱喝点小酒。一天和老朋友见面喝了点酒，回家之后觉得头晕脑涨的，不太舒服，想洗个热水澡，顺便也醒醒酒，不想李大爷洗澡时突然倒地，失去意识，引发了脑卒中。为什么洗澡会引起脑卒中呢？

这是因为，洗澡时人体要出汗，血液中的酒精浓度相对增高，再加上热水促进血液循环、扩张血管、加快脉搏跳动，这往往引起血压下降、血液黏稠度增高，以致机体难以适应，引起脑卒中或心脏病的发作。

因此，醉酒当天应多喝些水再睡觉（最好能吃点维生素C和维生素E）。第二天早上再用42℃左右的热水洗头，能彻底消除醉意。因为在睡眠中酒精逐渐分解，血液中的酒精浓度降低，这时用热水洗头，能刺激交感神经，使头脑清醒。

通过李大爷的事例，大家也可以看出，喝酒后千万不要立即就洗澡，会引起脑卒中或心脏病的发作。

冬季小心脑血管病"敲门"

对于老年人来说，在冷空气侵袭的日子里，由于气温骤变，应当特别注意预防脑血管病的发生。脑血管病专家介绍，寒冷刺激会使血管猛然收缩、血压升高，易使原本脆弱的脑血管破裂而引起脑出血，寒冷容易使血黏度增高而致脑栓。一般说，凌晨2～6点的血黏度最高，此时温度最低，受冷就更易发生脑卒中了。南京有家医院，曾在一次气温骤降的两小时内就急诊收治了6名突然发生脑出血的高血压患者，患者的年龄为55～80岁。

在气温突降时，老年人的活动大多会有所减少，使体内血流速度迅速减慢，再加上原有的脑血管粥样硬化，血液黏稠度高等原因，易促进血栓形成而使脑血管部分阻塞，从而引起口眼歪斜、语言障碍及肢体功能不全等症状。

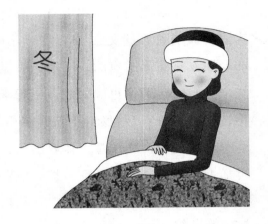

所以，平时患有高血压、高血脂、高血糖的中老年人，在冷天一定要注意保暖，要及时增加衣被和添置保暖设施，睡前也宜用热水泡泡脚。维持正常而有规律的生活，切不可因寒冷而贪眠，最好在室内做些体育活动。那么，脑血管病患者在冬季应怎样注意生活中的保健和饮食营养呢？

可靠用药，定期复查

要在医生的指导下坚持可靠用药，这是预防疾病发作的关键，可靠的治疗药物应包括抗血小板聚集类药物、活血化瘀芳香开窍双效类中药等。患者一定要定期复诊，随时关注病情的变化。特别是患有糖尿病的患者，因为代谢有问题，容易引起动脉硬化、血栓这种情况。所以，有糖尿病的患者一定要积极治疗。

注意生活中的自我调节

生活中的自我调节应采取以下几个方面的措施：

1. 合理营养适当进补 按照传统的中医理论，冬季是精气匿藏的时节，此时由于气候寒冷，人体对能量与营养的要求较高，而且人体的消化吸收功能相对较强，适当进补不仅可提高机体的抗病能力，还可为来年的健康打下基础。可行合理的食补或者药补。

2. 适量运动　要根据身心情况锻炼身体，每天有氧运动时间不少于30分钟，注意不要选择激烈运动项目。一般每周不少于3次，每次20～40分钟，运动量以不感疲劳为宜，且不伴有头晕、头痛、疲劳等症状，自我感觉良好为宜。

3. 规律生活，注意保暖　不要过早晨练，最好在早饭后9～10点阳光充足时再锻炼，多晒晒太阳可促进钙质合成和吸收，在外出活动时要注意添加衣服，尤其要重视手部、头部、面部的保暖。同时要保持大小便畅通，避免情绪大起大落。

专家小贴士

中老年人应养成慢起床的习惯，如在清晨醒后养神5分钟再起床活动。因为清晨人体的血管应变力最差，骤然活动易引发脑血管疾病。脑血管病患者醒后须在床上躺一会儿再起床，避免脑血栓发作。冬季心脑血管疾病的高发原因都与血压的骤然波动有关，保持血压平稳是关键。

闷热天气要小心脑卒中"偷袭"

人们通常认为脑卒中多发于冬季，但却忽视了闷热天气也会发生脑血管病。当天热出现剧烈头痛、头晕、眼花、肢体感觉异常等症状时，人们往往首先想到的是中暑，但有些人在被送到医院后才知道真正的病因竟是脑卒中，因此，千万别把脑卒中当"中暑"。为什么闷热天气也易患脑卒中呢？

　　这是因为，炎热的夏季，气温高、气压低，人体出汗较多，特别是老年人最容易"脱水"。"脱水"会导致血液黏稠，这对患有高血压、高脂血症或心脑血管病的老年人来说，无异于"火上加油"，使输向大脑的血液受阻变缓，发生脑卒中的概率自然增高。闷热会影响睡眠，休息不足也易使夜间血压升高，加重心脑血管负担；天气闷热、潮湿时，人的情绪易烦躁、激动，导致血压上升；夏天普遍使用空调，若室内温度过低，与外界温差悬殊，频繁出入这样的房间会使脑血管反复收缩、扩张，有动脉硬化者就易出现脑部血液循环障碍，这些因素都会诱发或加重脑卒中。患有高

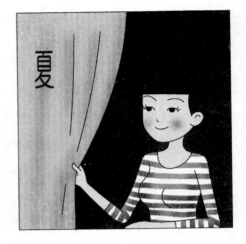

血压、冠心病、高脂血症的老年人，夏季容易发生"热卒中"。因生活方式的改变，临床上45岁以下的青壮年患者越来越多。

　　因此，不管中老年人还是青年人，只要有高血压、糖尿病、高胆固醇血症这些导致脑卒中的危险因素，就应时刻绷紧预防脑卒中这根弦，有过脑卒中史者更要加倍小心。一旦出现脑卒中征兆要马上就诊，以减少致残、致死的危险。

　　夏季预防脑卒中应做好以下几点：

　　（1）稳定情绪，避免激动。

　　（2）注意水分的补充。即使不太渴时也要喝水，出汗过多时更应及时补水，尤以热茶或凉开水为好。半夜醒来、晨起后也应适量饮水，降低血黏度，预防血栓形成。可多喝绿豆汤、淡盐开水、淡茶水等，饮食要清淡。

　　（3）保证规律生活，同时注意劳逸结合，保证充足睡眠。此外，空调房间不宜温度过低，老年人尤其是患有高血压、动脉硬化者，不

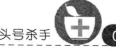

宜频繁出入空调房，否则会因脑部血液循环障碍而诱发脑卒中。

（4）避免高盐和高脂肪饮食。每日食盐量应控制在6克以下，同时应增加新鲜蔬菜、水果、牛奶及豆制品的摄入，少吃高脂肪肉食，戒烟限酒。

（5）坚持规律用药控制基础病。别凭自觉症状擅自减药、停药，定期检查，在医生指导下调整服药的剂量和种类。

（6）适量运动。即使天热也要坚持适量运动，老人可打太极拳、快走等，运动时间以清晨和傍晚为宜，别在烈日下活动。

 ## 秋季谨防脑梗死"造访"

李大爷早晨醒来，突然倒地不省人事，家人急忙拨打"120"送到医院，被确诊为脑梗死；刘老板醉酒后住在某宾馆，凌晨突发脑梗，朋友赶紧驾车将其送至医院急救……

立秋之后天气渐趋凉爽，但夏日的燥热并不甘心轻易"引退"，忽冷忽热成为初秋天气的特点，尤其是早晚与日间的温差较大，老年人容易受凉，对脑血管产生负性刺激，导致血管痉挛，特别是对本身就有血管狭窄病变的老年患者，易引起脑供血不足，严重的就会引发脑梗的发生。所以，脑梗死的发生与气温变化有着很大的关系。此外，秋季易发的呼吸道感染性疾病，如感冒、支气管炎、肺炎等，也与脑梗死的发病有一定的关系。

所以，此季节中老年人，尤其是有过脑梗死的患者应该更加注意气候的变化。在秋季昼夜温差较大时，早、晚应注意增加衣物，防止受寒，"春捂秋冻"不太适用于老年患者。患有心脑血管疾病的中老年人当发生感冒等呼吸道疾病时，应当注意休息，积极正确治疗。夏季经常补水的习惯在初秋仍要继续坚持，尤其是患有高血压、心脏病或糖尿病等慢性病的中老年人，每日应保证饮用8～10杯温开水或茶水。老年人在睡觉前更应注意补充一些水分，防止睡眠后血流速度下降及血液浓缩。半夜醒来时适量喝点水，降低血液黏稠度，对预防血栓形成有益。

此外，爱出汗的人饮食不能太淡，需要适当增加一点氯化钠的摄入，出汗太多时可喝一些淡盐水。而且，在天气凉爽时，一些心脑血管病患者会放松警惕性，日常起居和服药失去规律，遇燥热天气再度来临，容易导致疾病急性发作。

专家小贴士

情绪激动会导致血管紧张而使得血压升高，血栓脱落随血液到达脑血管发生梗死的危险就越大。所以中老年人一定要保持良好的心态和稳定的情绪，要正确对待日常生活中的各种刺激和突发事件，节制七情（喜、怒、忧、思、惊、恐、悲），保持不生气，不发火，少激动，必要时采取旅游、转移思绪等回避方法。

出汗时凉水擦头有可能招来脑卒中

40多岁的张先生，平时身体很壮实，喜欢打篮球健身，经常叫上同事或朋友在节假日打比赛。近日中午，他和朋友相约打球，一打完球，浑身冒汗的他到室外随手拿起用自来水浸湿的毛巾，没拧干就往头上一蒙，连吸汗带解热一举两得了。但正在他得意的时候，突然感觉头上像针扎一样痛得厉害，疼得他都得马上扶着墙才能站稳。他肯定是身体出了问题，便立即打车到了医院。医生给他用CT一检查，发现张生生颅内有严重的出血迹象，最后确诊为脑卒中。

专家认为，人运动后，身体发热，血液流动快，血管舒张。如果这时候用冷水一刺激，血管随即收缩，而血液仍在快速流动，血管压力立即上升，就容易破裂，破裂程度大的话，还有生命危险。这样的患者虽然是个例，但冬天头部保暖确实很重要。

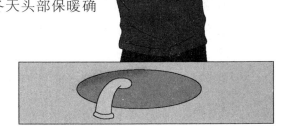

人的头部是神经中枢的会合地。头部的皮肤虽然薄，但血管及毛发既多且粗，所以体内热量常从头部往外蒸发。有关研究资料表明，气温在15℃左右时人体约1/3的热量从头部散发；气温在4℃左右时，人体约1/2热量从头部散发。头部受寒可使血管收缩、血压升高，毛细血管可能发生硬化，甚至造成脑卒中等。

因此，对于那些年老体弱者以及患有心血管病的人来说，在寒冷季节不要让头部受寒，外出时要戴帽子避免脑血管疾病发生。

 ## 脑卒中的最佳就诊时机是什么时候

55岁的陈大妈一个月前突发急性脑梗死，家人及时发现，3个小时后陈大妈被直接送到了市人民医院，医生通过介入溶栓治疗后，她右侧瘫痪的肢体已经恢复了正常，目前已经出院。

脑血管病起病后就诊时间不同，其预后也不同。脑血管病发病率高，病情重，起病急，恢复慢，死亡率、致残率较高。像脑梗死多在安静或睡眠中发病，除偏瘫、言语不清等症状外，患者无疼痛及其他痛苦，以至于认为治疗早晚与预后关系不大，有不少患者在卫生室输液治疗。殊不知在脑梗死的治疗中，时间就是生命，就是预后。脑梗死在发病6小时内可溶栓治疗，使闭塞的血管及时再通。恢复快，预后好。而延误就诊，则丧失溶栓时机，预后不佳，使大部分患者遗留后遗症。再就是脑出血、多在活动中或情绪激动时发病，起病急、病情重、进展快，大量脑出血可很快出现恶心、呕吐、神志不清。若早期行微创颅内血肿清除术，效果就好；若就诊较晚，出现深昏迷、脑疝，则无手术指征，几乎无生存希望。

因此，对于脑血管病，要及时就诊，行脑CT检查确诊后，给予相应的紧急治疗措施，才能有一个好的预后，关键就是一个"早"字。

脑卒中患者就医应做哪些处理

一旦发生脑卒中，家人应立即联系急救系统，及时把患者送到医院，通常应做如下处理：

1.卧床休息　让患者保持呼吸通畅，供氧充足，必要时持续低流量吸氧、心电监护。患者如果烦躁不安,可给予安定类药物。

2.注意营养　保持大小便通畅。患者有意识障碍及呕吐时，应暂禁食，以免发生吸入性肺炎。发病1～2天后可用鼻饲管，灌服牛奶、豆浆之类的流体食物。对膀胱充盈，小便不能自解的患者，可以导尿并注意防止泌尿道感

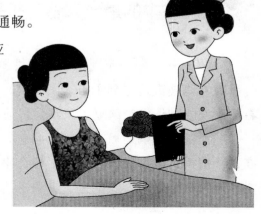

染，留置导尿管。

3.合理控制血压　对缺血性脑卒中发病3天内一般不用抗高血压药，除非收缩压>220毫米汞柱或舒张压>120毫米汞柱，或出现梗死后出血、合并高血压脑病、肾衰竭、心肌梗死或夹层动脉瘤。接受溶栓治疗者，24小时内必须控制血压≤180/105毫米汞柱。

4.积极控制血糖　可用胰岛素将血糖控制在1摩尔／升以下。

5.体温发热者　可给予物理降温、退热药物，对体温>38.5℃者，应尽早使用抗生素。

6.加强护理，预防并发症　应注意预防褥疮和深静脉血栓的发生，卧床不起的患者，要经常给患者翻身，防止附积性肺炎。注意口腔卫生，及时清除口腔和鼻腔黏液及呕吐物。防止呼吸道、泌尿道感染、消化道出血、脑疝等常见并发症。

7.定期到医院复查　根据化验结果及时调整卒中病药物的种类和剂量。应在医生指导下用药，新发病的患者在1年之内都要服用，发病1年之后的患者适依据具体情况听从医嘱，有症状的患者可不分季节长期服用。症状缓解后可减半量长期服用。不要轻易相信各种商业广告和所谓的"补药"，尽量减少用药的种类和数量，以减轻肝肾负担。

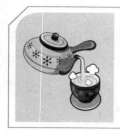

第五节 重防治：

保护大脑好人生

专家提醒，生活中人们若采取健康的生活方式，积极有效地控制脑血管病的危险因素，如控制高血压、高脂血症、心脏病、糖尿病等，同时注意合理膳食、增加体育锻炼、戒烟限酒，发现预警信号及时就医，四分之三的脑血管病是能够被控制的。

 一级预防：健康生活，无病防病

脑血管病的一级预防是指发病前的预防，即通过早期改变不健康的生活方式，积极主动地控制各种危险因素，从而达到不发生或推迟发生脑血管病的目的。具体措施包括：

建立健康的生活方式

健康的生活方式包括低盐饮食、不吸烟和远离吸烟环境、不酗酒、多食新鲜蔬菜和水果、少吃油腻食物、生活工作要劳逸结合、防止肥胖、适当进行体育锻炼、保持平和的心态、保证较好的睡眠、保证大便通畅等。

定期体检

中老年人随着年龄增长，许多脑血管病的危险因素也随之增加，许多中老年人自以为身体好、平时不愿去医院检查，很可能已经埋下了脑血管疾病的隐患，一旦发病，后果会比一般老人更为严重。中老年人，尤其是有脑血管病家族史者尤应重视体检。定期有针对性地检查血压、血糖、血脂、血液流变学及心电图，发现异常及时进行纠正。

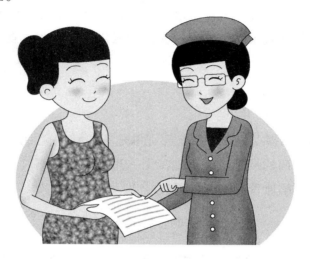

有效控制高血压

积极控制高血压病是预防脑血管疾病最重要的环节，因为高血压是引起脑血管病最危险的因素。一旦发现高血压，就应及时治疗，并需要终身坚持。抗高血压的药物种类很多，尽可能选择对心脑血管有保护作用的药物，同时药物的剂量须随血压变化进行必要的调整。对高血压合并高脂血症、高脂血症或糖尿病等多种脑卒中危险人群，应特别注意监测和控制，并予以针对性治疗。

积极治疗糖尿病

成年人的糖尿病多为2型糖尿病。同高血压一样，控制糖尿病同样需要终身治疗。药物选择和用药剂量随个体差异而不同，用药须有临床医生指导，用药过程要防止发生低血糖，进行定期检查随诊。除了药物治疗外，要配合非药物疗法如控制饮食、控制体重和多进行运动等。

积极治疗高脂血症

高脂血症早期可无明显症状，但其对心脑血管的损害是严重的，因此患者一旦明确有高脂血症，就应及时治疗、长期调控。目前应用于降脂的药物很多，其中舒降之（辛伐地汀）、立普妥和力平脂等具有良好的降脂效果，饮食上还应注意低脂饮食，少进食动物脂肪及动物内脏等。

积极治疗心脏病

各种心脏病，如心房颤动、心瓣膜病、急性心肌梗死等均可增加患脑血管疾病的风险。通常情况下，患有上述疾病时，应口服抗栓药物，以降低脑血管病的发生风险。

二级预防：早期诊断，早期治疗，防止复发

脑血管病的二级预防是指针对已存在危险因素并且已出现脑卒中先兆的"高危人群"，如短暂性脑缺血发作或小卒中、完全性卒中以及视网膜缺血等患者，给予早期诊断、早期治疗，达到防止脑血管病复发的目的。

1.病因预防　对于可干预的危险因素及病因预防，基本与脑血管病的一级预防相同。

2.抗血小板聚集治疗　对于发生过缺血性卒中患者，如无禁忌建议长期抗血小板治疗，最佳选用阿司匹林或氯吡格雷。

3.抗凝治疗　对已确诊为非瓣膜性心房纤颤诱发的心源性脑梗死患者可使用华法林抗凝治疗，但是使用抗凝剂有增加颅内出血的风险，注意监测INR。

4.干预短暂性脑缺血发作　有短暂性脑缺血发作的患者有发脑卒中的危险，有研究表明，一次短暂性脑缺血发作后卒中发生率，比一

般人群高7倍。因此，寻找并治疗短暂性脑缺血发作的原因，对于预防脑卒中十分重要。应积极治疗除包括高血压、糖尿病、高脂血症、吸烟、过量饮酒等多项危险因素，应积极给予抗血小板治疗。

三级预防：减少致残概率，防止复发

脑血管病的三级预防是为了减少致残概率，防止复发。对已经患有脑卒中的患者，早期或超早期治疗以降低致残程度，同时清除或治疗危险因素以预防其复发。

脑血管病的超早期治疗即指发病后数小时以内即实施的治疗，如果出现突然头晕、与平时不同的头痛、肢体无力或麻木、讲话不清等先兆症状，超过30分钟无缓解时要立即送医院诊治。对缺血性脑卒中而言，发病后6小时以内即开始溶栓治疗，针对性治疗措施的介入愈早，治疗效果就愈好，病残程度就有可能愈低。目前最有效的缺血性脑血管病的治疗手段包括卒中单元、溶栓治疗、抗血小板药物和抗凝治疗。出血性脑血管病根据病情及出血量不同可选用内科保守治疗或手术治疗，近年脑出血微创血肿清除术以创伤小、适应证广而被广泛接受和使用。对于蛛网膜下腔出血目前既可选用手术方法，也可选择介入治疗。在急性期治疗的同时还应查明危险因素并进行相应处理。

把握脑血管病的"防治8法宝"

我国心脑血管病专家翁维良教授指出：健康的生活方式是防治心脑血管疾病的关键所在，即平衡心理，合理膳食，适量运动，戒烟限酒，科学用药。因此，防治脑血管病，应把握以下脑血管病的"防治8法宝"。

1.平衡心理　有些脑血管病患者由剧烈的喜、怒、忧、思、悲、恐、惊等精神刺激引起。因此平时就要做到"八不"，即不暴怒、不悲伤、不气愤、不激动、不惊恐、不忧愁、不畏惧、不急躁。

2.合理膳食　建议心脑血管病患者养成低盐、低脂、低糖饮食习惯。增加纤维膳食，多吃玉米、麦麸、豆类、海带、蔬菜、水果、洋葱、大蒜、香菇、黑木耳、鱼等。减少脂肪和胆固醇的摄入量，避免食用高胆固醇食物，如动物的脑、内脏、蛋黄、鱿鱼、墨鱼、鱼子等。

3.适量运动　坚持每天运动1小时，包括太极拳、游泳、走步8000~10000步等，以运动后自感身体轻松为准。

4.戒烟限酒　戒烟，限酒，可饮少量黄酒。

5.科学用药　要在医生指导下合理使用防治心脑血管病的中西药。

6.注意卒中先兆　脑卒中先兆由于脑血管发生的病理与部位不同，常是多种多样，但多数有头晕、头痛、短暂意识不清、言语不清等。有上述诸症者应尽早检查治疗，把病堵截在萌芽时期。实践证明，若病发后超过了3~6小时才医治，再怎么积极治疗终究还是会留下后遗症的，故应注意脑卒中先兆，把好急诊的时间关。

7.注意天气变化　有些脑血管病是由于受到较强的风寒、湿热等所致。因此要做到"六防"，即防寒冻、防上火、防恶风、防潮湿、防中暑、防燥热。

8.劳逸结合　过度劳累往往也能引发脑血管疾病，因此脑血管病患者要做到"六防"，即防长时间超负荷运动、防过度疲劳、防突搬重物、防勉强锻炼、防生活紧张忙乱、防过度用脑。劳逸适度，生活规律，适当参加一些文体活动。

消除脑血管病的诱发因素

脑血管病的诱发因素有很多，它贯穿在中老年人日常生活工作之中，避免这些因素会给许多脑血管病发倾向者带来很大的好处。有的人高血压或动脉硬化已多年，由于采取各种防范措施，依然处于安全状态。但是也有的人，同样的病情，由于外界环境等诱因的促发，可以突然发生脑血管病，所以消除和避免种种诱因是预防脑血管病的重要措施之一。消除和避免诱因发生，在日常生活中必须做到以下几点。

有效控制自己的情绪

生活中难免有喜怒哀乐，不良情绪的刺激对于健康人来说大多都能够应付，但是如果发生在具有脑血管病倾向的人身上，就可能成为诱发脑血管病的因素，特别是对于患有高血压和动脉硬化者更具危险性，有可能使脑血管破裂而脑卒中。因此遇到各种情绪的刺激时应学会控制自己的情绪，不要过分愤怒、喜悦、激动、焦虑、悲伤、恐惧，增强自身休养，保持乐观、遇事不怒、心胸开阔等健康情绪，能有效避免脑血管病的发生。

饮食宜有规律

进餐时或饮食不当后常突然发生脑血管病，这往往是由于饮食过量或暴饮暴食、大量饮酒所致，因此应避免一餐饱食或一次摄入动物脂肪过多的餐食，还应避免大量饮酒，尤其是烈性酒。

劳逸结合

过度劳累可以诱发脑血管病。脑血管病易患者，应做到起居有节，不要做任何超过体力和精力所负担的事情(如长途旅行、家务或应酬太多、突击加班等)，避免过度劳累（如看电视时间太长，经常熬夜等）。

忌用力过猛

用力过猛有可能引起心跳加快，血压升高，甚至可严重损害心脏或使脑血管破裂。因此，有脑血管病易患因素者，应避免搬抬重物、屏气用力等，体育锻炼时不要做剧烈运动或超量活动。防止大便燥结。因为排便用力时，不但腹压增高，血压和颅内压也会同时上升，极易使老年人脆弱的小血管破裂而发生脑出血。老年人不要蹲便，因为蹲便时腹股沟处的动脉折曲角度小于40°，下肢血管会发生严重屈曲。这对高血压患者或有心血管系统疾病的老年人来说是很危险的。加上屏气排便，腹内压力增高，使血压升高，易发生脑血管意外。

此外，不要用脑过度；洗澡时间不宜过长；气候变化时要注意保暖，预防感冒；平时外出时多加小心，不要跌跤；起床、转头、低头系鞋带等日常生活动作要缓慢；高血压患者要注意血压情况，坚持长期服降压药等。

脑血管病年轻化，预防"从娃娃抓起"

据全国18省市区36家医院64 558例住院脑卒中患者调查后显示，18~45岁的患者有6 305例，占总数的9.77%，也就是说青年脑卒中住院病例占总数的1/10，而这一群体中男性占到70%以上——这是2003年一项大规模流行病学调查结果，值得注意的是，以上数据在9年后的今天依然只增不减，当年参与调查的一位专家一再强调说，脑卒中的年轻化趋势不容小觑，公众要提高心脑血管病常识的知晓率，医护工作者要对宣传健康预防尽职尽责。

为什么脑卒中的发病有青年化的趋势？因为18岁以下人群与脑卒中相关的危险因素调查结果不容乐观。据北京市2008年调查显示，18岁以下人群高血压患病率为9%，血脂异常为9.8%，Ⅱ型糖尿病占儿童糖尿病高达43%，肥胖占10%……通过这些数据不难看出未成年人中血管病的危险因素，因此，脑血管病预防要"从娃娃抓起"并非危言耸听。这是因为动脉硬化的病理改变往往从儿童就已开始，随着年龄增长而逐渐加重，食物中的脂肪含量过高、高糖饮食往往与幼年肥胖有关。现在学校涌现越来越多"小胖墩"，他们很可能就是未来的"三高"预备队成员。如果幼时的肥胖延续到成年，很容易早早患上心脏病和糖尿病，后两者都会使脑卒中的危险性增加。

　　由此，专家建议父母应从小就关注孩子饮食健康，避免其口味太重或迷恋太多油炸类食物，以免摄入过多的脂肪和盐，因为高盐饮食与高血压的关系密切，而高脂血症和肥胖也正是引起动脉硬化的主要原因之一。

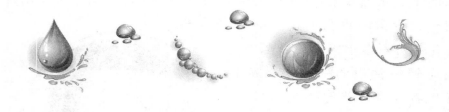

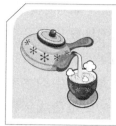

第六节 避误区：

远离脑血管病的治疗陷阱

脑血管病是当今危害健康的重大疾病之一，因此，脑血管疾病的康复治疗对消除患者的功能障碍、提高生活质量等，具有重要意义。为了确保康复治疗效果，脑血管病患者在认识和治疗过程中应注意避免误区，采用正确方法、综合康复。

 ## 误区1：脑血管病是老年人的"专利"

今年40岁的夏女士找到某医院神经内科主任，诉说自己最近老是头晕，额头部位还隐隐发痛，不知道会不会是脑卒中前兆。旁边的几个人听了后都说她"想太多了，才40岁多一点，哪会是脑卒中"。

心脑血管专家纠正了她们的错误想法："虽然90%以上的脑卒中发生在40岁以上的人身上，但实际上，脑卒中可以发生在任何年龄，特别是蛛网膜下腔出血，二三十岁的青年人并不罕见，连儿童偶尔也会脑卒中，脑卒中不是老年人的'专利'。"

随着生活水平的提高，许

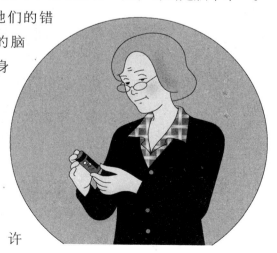

多年轻人饮食、生活习惯不良，具备了很多危险因素，如抽烟、喝酒、夜生活过度、高脂肪饮食、肥胖、高血压、动脉粥样硬化和高血脂等，他们可能脑卒中，也可作为高危人群而成为脑卒中的"后备军"。一些少见的病因（如感染或血管炎等）是年轻人脑卒中的主要原因。如果先天性血管异常（动脉瘤或动静脉畸形），更是造成年轻人脑出血的重要原因。此外，工作强度大也是导致脑卒中年轻化的原因，因为长期工作劳累可能会使血压升高，从而加快脑血管硬化。

因此，脑卒中是可以累及各个年龄层次的疾病，预防脑卒中要从年轻时做起。如果中青年人有严重的高血压病，照样会发生脑卒中。在临床实践中，中青年人发生动脉瘤破裂并非绝无仅有。根据临床资料表明，绝大部分脑卒中患者是在60岁以前发病。但临床也发现脑血管病的发病有逐渐年轻化的趋势，发病年龄越来越小，因此中青年人切不可掉以轻心、麻痹大意。

 ## 误区2：患脑卒中后不会再复发

有人认为患过一次脑卒中，以后就不会再患了，其实这种说法是错误的。对每个患过脑卒中的患者来说，其发病的基本条件即血管病变依然存在，而且并未获得根本改善，故复发的可能性就依然存在。一旦有诱发因素，如情绪不良、血压不稳等，就会导致脑卒中再次来袭。得过一次脑卒中的患者再发生第二次脑卒中的概率很大。对于脑卒中患者来说，如果得病之后不注意预防，那么5年内发生第二次脑血管病的概率是1/3。但是对于大多数患者来说，通过服药和改变生活方式可以防止脑卒中再发生。

误区3：脑卒中患者不可能完全恢复

　　有些人认为脑卒中患者不可能完全恢复，其实这种说法是不正确的。事实上脑卒中，并不一定标志着我们会失去沟通的机会，再也没有了完整的表达，再也不能像常人一样行走。事实上，只有15%的脑卒中患者出现严重伤残，这些患者可能会永久性地失去说话能力或者偏瘫、卧床。每年发生脑卒中的患者中，约有2/3能够存活下来，有1/3的患者可以恢复到接近发病前的正常水平。在脑卒中患者中，大约有半数的患者在经过急性治疗后，仍然有说话障碍和部分偏瘫，但许多患者坚持适当治疗仍能有所恢复。得了脑卒中一定要有坚定的信心，积极治疗。

 误区4：血压正常或偏低不会患脑卒中

　　血压高的人中确实患脑卒中的人较多，但高血压只是脑卒中的重要危险因素之一，导致脑卒中的其他因素很多。血压不高并不是"上了保险"。实际上，许多患者发病时血压正常或偏低。另外，高血压患者如果血压降得过低、过快，容易诱发低灌注症状，甚至导致缺血性脑卒中。所以，一定要在医生的指导下规则、合理地降压，切忌过低、过快。血压偏低可导致脑血流变缓，更易发生缺血性脑卒中。但血压正常或偏低的脑动脉硬化患者，由于脑动脉管腔变得高度狭窄，以及其他因素存在，也会发生脑卒中。脑卒中分出血性脑卒中与缺血性脑卒中两种。缺血性脑卒中的病因在于某支脑动脉发生了堵塞，导致局部脑组织因缺血缺氧而丧失功能。血压正常或偏低的脑动脉硬化患者，由于脑动脉管腔变得高度狭窄，或伴有颈动脉斑块形成，或有血脂、血糖、血黏度增高等因素存在，均可以发生缺血性脑卒中，所以预防脑卒中，控制好血压是关键。

血压降得越低，对脑卒中预防越有效的观点其实是不正确的。许多老年人都知道高血压既可能导致脑出血也能诱发脑缺血，因此降压心切。但是降血压过快、血压过低也潜伏着危险。因为慢性高血压者脑组织已经适应了偏高的血压，一旦过快地减低到所谓的"正常"水平，脑血管调节功能丧失，反而促进或加重脑缺血。现在公认的方法是治疗个体化，即根据各人原来的血压水平、动脉硬化程度、自我感觉等将血压降到合理的数值。这个合理数值尚无定论，原则上应接近正常血压或略高，当然最好的服药指导是请医生给你帮助。

 ## 误区5：小脑卒中无关紧要

65岁的张大爷退休后身体一直很健康。但一年前他在体检时发现，血压和血脂都偏高。由于没感到有什么不舒服，他也没放在心上，用药断断续续。不久他就多次发生双眼一过性视物模糊和肢体有麻木感，但片刻即逝。最近他还在夜间晕倒过一次。所幸的是这些不适匆匆而过，未留下"痕迹"。老伴觉得他的状况容易脑卒中，劝他到医院看看，但老张却不相信。事隔不久，老张突然晕倒，入院后医生诊断为脑梗死，命是保住了，却落个偏瘫。原来老张脑卒中前出现的种种症状就是人称"小脑卒中"的短暂性脑缺血。

心脑血管病专家提示，脑卒中发作前往往会出现许多蛛丝马迹，很多脑卒中患者在发病前都有短暂的视觉障碍和肢体麻木，其实这就是脑卒中警报。但由于上述症状常在数分钟内消失，头部CT检查正常，而不易引起人们的重视。其实，这是微小脑血栓引起的瞬间脑局部缺血，医学上称为小脑卒中。约有一半小脑卒中患者在5年内会发生偏瘫，因此必须高度重视小脑卒中，及早就诊防治，千万不要认为小脑卒中无关紧要，不以为然。临床应用的小脑卒中的治疗药物包括抗血小板药物和活血化瘀芳香开窍，降脂抗凝类中药。

 ## 误区6：用新药、特效药来得快

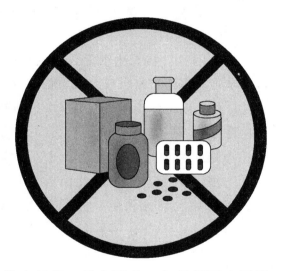

脑血管病患者在恢复期的治疗过程中，许多患者由于缺乏医学方面的知识，从而在报纸、电视、杂志等媒体广告中选择一些与本病无关或作用不大的药物。还有一些有过脑血管病先兆的人整日惶恐不安，于是四处看病，要求用新药、特效药治疗患者颇多，他们认为用后能在短期内得到康复，或有效防止复发，其实不然。如果甲医生开了"圣通平"，乙医生开了"尼富达"，殊不知这些名称不同的药，其实都是心痛定，结果因用药过量导致脑卒中。实际上，脑卒中大多数是由于一些高血压、糖尿病、高脂血症等慢性疾病引起的，因此，治疗也是一个漫长的过程，并不是用新药、特效药就能短时间解决的问题。

专家小贴士

　　有一些患者牢记"是药三分毒"，血压高了也不用药，其结果可想而知，其实可靠的中西药合理并用，一两种药就能改善脑卒中发生的始动环节——动脉硬化症状的问题。常用药种类包括抗小板聚集类药和活血化瘀，芳香开窍类中药等。

 误区7：瘦人不会发生脑卒中

　　有人问："我天生很瘦，也没有高血压，看到身边那么多人都得脑卒中心里还暗暗自喜，认为脑卒中不会找上我，前两天朋友跟我说：'你别以为你瘦就不得脑卒中，你有病不治或者是不注意生活饮食也会得的。'那么，瘦人究竟会不会得脑卒中呢？"

　　心脑血管专家认为，与胖人相比较，瘦人得脑卒中的概率相对低一些，但绝对不可因此而放松警惕。因为瘦人也可以患高血压、糖尿病、动脉硬化、血脂紊乱等疾病，这些都是引起脑卒中的危险因素。因此，不管胖瘦，都应采取综合防范措施，以避免脑卒中的发生。

 误区8：少服几次药没关系

　　一些老年人由于记忆力差，常忘记或重复服药。所以，建议中老年朋友将自己常服的降压药、降糖药、强心药等分开包装，上面注明服用日期及早、中、晚具体时间；或者把每日用药种类按时间写在一张纸上，贴在家里醒目处作为备忘录。工作繁忙的朋友应备三套药，办公室、家里、手提包内各一套，随时提醒自己服药。

 误区9：多活动就可以防治脑血管病

一些老年人对脑血管病有一种恐惧心理，害怕自己有一天动不了，因此每天很早就起床活动几个小时，有的常年爬山、扭秧歌。实际上一些老年人本身患有高血压、糖尿病、动脉硬化等疾病，身体的耐受能力有限，锻炼身体要因人而异，不要超过身体能承受的程度。特别是凌晨至上午一段时间正是脑血管病的高发时刻。从平卧状态起来，老年人的血管调节能力差，脑部供血反比平卧时减少。如果再剧烈运动，血液更趋向于四肢肌肉，心、脑的供血相对减少。冬季外出锻炼，身体循环差，也不利于脑组织得到充足的血液。从这些分析可以看出，老年人在晨间锻炼，虽然有许多好处，也应该量力而行、适度活动，遇到异常气候不妨在室内活动活动筋骨。

 误区10：脑卒中患者怕风

生活中我们经常见到有些脑卒中患者将门窗紧闭，生怕被风吹着，问其原因，理由是脑卒中者怕风。那么脑卒中患者究竟怕不怕风呢？

实际上，认为脑卒中患者怕风是个误区。由于"中风"之名很容易让人联想到是受"风"而得病。中医称之为中风，一是因为其发病迅速，与风邪相似，所谓"中风之病，如矢石之中人，骤然而致也"；二是因为中医理论认为，本病是由于各种原因造成的肝风内动所致，也就是说，脑卒中的发生是由于各种原因引动了"内风"。即使有的患者感受了风寒而发生脑卒中，那也只是诱因、外因。

因此，我们说脑卒中与自然界的风没有特定的内在联系。大量的统计学资料也表明，绝大多数的脑卒中患者发病时并未受到风的袭击。所以，脑卒中患者不用过分惧怕自然界的风。相反，脑卒中患者的康复需要新鲜空气。只要注意保暖，即使在寒冷的冬天也应定时开窗通风，换进新鲜空气。这对健康的恢复是必要的。

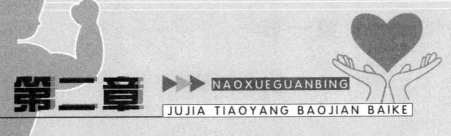

第二章

食养食疗：营养大脑，治疗病痛

挑食有害健康，但对脑血管病患者来说，可不能随心所欲想吃啥就吃啥，必须注意饮食调理，适当的"挑拣"可帮助患者更快恢复，并可预防脑血管病的复发，增加脑血管病患者机体的抵抗力，有利于患者早日康复。

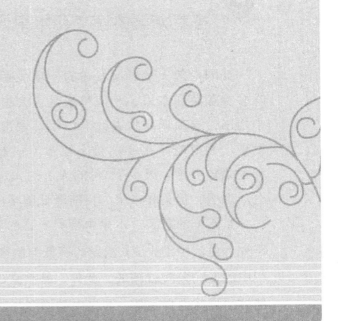

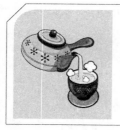

第一节

饮食原则

脑血管病患者每天要吃一定量的主食，粗细粮搭配。食物要多样化，注意荤素搭配，色香味俱佳，使患者保持比较好的食欲，增强他们的抵抗力。保证每天至少一杯牛奶，睡前喝牛奶效果最好。每天饮水以白开水为主，饮料中以绿茶最好。要根据患者的年龄和病情合理安排饮食，要充分考虑到患者的消化吸收功能和并发症的情况。

 ## 多吃新鲜的蔬菜和水果

英国伦敦大学日前发布的一项最新调查结果表明，人在一天中吃多少蔬菜和水果，和他将来是否会患上脑卒中有一定关系。报道中指出，这项调查共进行了13年，调查对象包括25万成年人。结果发现，平时吃水果和蔬菜比较多（一天超过5份）的人，比吃水果和蔬菜较少（一天少于3份的人）的人，脑卒中的风险可降低26%左右。那么，蔬菜和水果为何能降低脑卒中的风险呢？

1.新鲜的蔬菜、水果中含有丰富的维生素，特别是维生素C 据研究，血液中维生素C浓度的高低与脑卒中密切相关，浓度越高，脑卒中的发病危险就越低。此外，维生素C还是一种有效的抗氧化剂，能够清除体内自由基。而自由基增多，就会增加患心脏病和脑卒中的风险。

2.新鲜的蔬菜、水果中富含钾、镁、叶酸等营养物质　钾元素对血管有保护作用，还能起到降低血压的作用。镁元素也具有降低胆固醇、扩张血管等预防脑血管病的功效。而叶酸能将脑卒中患者体内的高半胱氨酸转化为蛋氨酸、降低血液中半脱氨酸的浓度，从而减少患冠心病和脑卒中的危险。此外，许多果蔬中含有寡糖，有减低血流凝集的作用，也可以防止脑卒中。

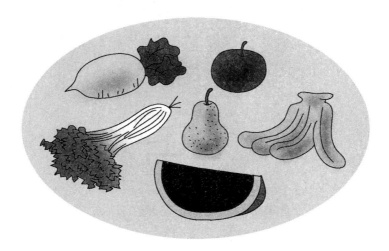

3.蔬菜、水果中富含膳食纤维　它可以起到抑制总胆固醇浓度升高，从而防止动脉硬化、预防心血管疾病及脑卒中的功效。

 ## 多吃富含钾、钙的食物

人到中年后，由于激素水平下降等原因，钠、钙交换平衡失调，钠在体内滞留过多，导致钙在血管平滑肌上积聚，容易引起外周血管阻力增高而引起高血压。而多食富含钙、钾的食物，能促进体内钠盐排泄，降低血管紧张度，维护动脉血管正常的舒张、收缩反应，保护心脏，从而避免脑血管病的发生。

富含钾的海产品有紫菜、海带、干贝、虾米，蔬菜有土豆、菇类及豆类，水果有西瓜、哈密瓜、柑橘、香蕉等。

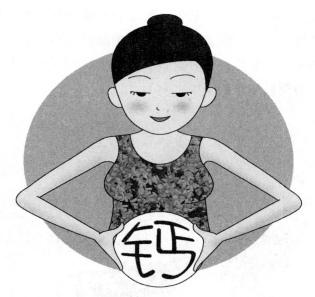

富含钙的食品有牛奶及乳制品、水果（如山里红、核桃等）、水产类（如虾、蟹、鱼、海带等）。

 ## 适量补充蛋白质

蛋白质是生命活动的最重要的物质基础，从每个细胞的组成到人体的构造，从生长发育到受损组织的修复，从新陈代谢到酶、免疫机制及激素的构成，从保持人的生命力到推迟衰老、延年益寿都离不开蛋白质。

近年来，国内外学者对蛋白质的摄入与高血压的关系进行了深入的研究，结果表明，多摄入优质蛋白质，高血压、脑卒中的发病率下降，即使高钠饮食，只要摄入高质量动物蛋白，血压也不升高。据调查，一些沿海地区渔民长期海上作业，精神高度紧张，睡眠时间少，吸烟饮酒普遍量大，盐的摄入量也高，虽然存在许多高血压的危险因素，可是渔民的高血压患病率都比较低，冠心病和脑血管病的发病率也较低，专家们认为与膳食中蛋白质摄入多以及不饱和脂肪酸高有关。

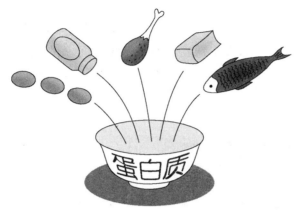

优质动物蛋白质预防高血压的机理，可能是通过促进钠的排泄，保护血管壁，或通过氨基酸参与血压的调节（如影响神经递质或交感神经兴奋性）而发挥作用。每周吃2~3次鱼类蛋白质，可以改善血管弹性和通透性，改善中枢神经系统对血压的调节功能，促使钠离子从尿中排出，从而降低血压，降低脑血管病的发病率。

因此，在日常生活中一味强调素食来预防高血压是不可取的。我们在饮食中应适当地选择动物蛋白，如鱼、牛奶、鸡蛋、豆腐等，尽量少吃动物内脏，如肝、肾、鱼子等。如高血压合并肾功能不全时，应限制蛋白质的摄入。

 ## 适当进食海产类食物

防治脑血管病要适当进食海产类食物。海鱼含有不饱和脂肪酸，能使胆固醇氧化，从而降低血浆胆固醇，还可延长血小板的凝聚，抑制血栓形成，防止脑卒中。海鱼还含有较多的亚油酸，对增加微血管的弹性，防止血管破裂，防止高血压并发症有一定的作用。海带中含有大量的多不饱和脂肪酸EPA，能使血液的黏度降低，减少血管硬化。海带、紫菜等海产品，钾的含量较高，对缓解脑血管病情也有比较好的作用。

因此，常吃海带能够预防心血管方面的疾病。但对海鲜过敏的人士慎食，患痛风的人士忌食。脑血管患者宜吃的海产品有鲫鱼、鲤鱼、草鱼、带鱼、虾、海带、紫菜等。

限制刺激性食物

脑血管患者要尽量少食辛辣食物，如白酒。因为酒精对血管起着扩张作用，使血流加快，脑血流量增加，因此大量饮酒后常常出现急性脑出血发作。

一般认为，少量饮酒是指每日酒量少于啤酒400毫升或葡萄酒100毫升或白酒25毫升。较精确的计算方法是将啤酒、葡萄酒、烈性酒按标准换算成酒精量，每日1～14毫升为少量，15～39毫升为中量，40毫升以上为大量。

咖啡应尽量不沾，因为咖啡不但具有兴奋作用，而且可以引起脑血管收缩，使大脑血流量逐渐减少。所以脑动脉硬化、高血压、暂时性脑缺血、脑梗死等疾病的患者，如果饮用咖啡，很容易有引发病情恶化的危险。

限制食盐：每天不能超过6克

　　限制食盐的摄入，是脑血管病食疗中很重要的一条原则。脑血管病患者的饮食应以清淡为主，对进食困难者，除鼻饲混合奶外，应每天给菜汤200毫升，可以用新鲜带绿叶的蔬菜，绿豆汤、鲜果汁也可。

　　在急性期患者的食品以清热、化痰、散痰为主，避免油腻厚味、肥甘助湿助火之品，可以选用莲子汤、大米山楂汤、绿豆汤、小豆山楂汤、豆浆、藕粉、藕汁等；果汁可根据季节，用甘蔗汁、梨汁、西瓜汁、荸荠汁等调配；蔬菜以菠菜、芹菜、白菜、黄瓜等进行调配。

　　在恢复期则应以清热滋阴、健脾和胃为主，可以选用绿豆粥、米粥、莲子粥、荷叶粥、赤豆薏米粥等。面片、素馅饺子、包子或馄饨也可，并且可以酌情加瘦猪肉和鸡蛋，但忌食牛、羊等肉类。至于蔬菜，可以与急性期相同。

　　对脑血管病患者来说，每日食盐量应控制在4克左右，不要超过6克。对于冠心病患者来讲，所有过咸的食物及腌制品均应少食或禁食。高血压患者每天用盐量应在6克以下。6克到底是多少呢？你可以拿起一个啤酒瓶盖，装满一瓶盖大约就是6克。那些口味偏"重"的朋友，更应该注意限制食盐的用量。

限制脂肪摄入量

　　脑血管病患者多数血脂偏高，减少脂肪摄入量，调整脂肪酸的构成比例，对预防脑卒中十分重要。脂肪酸分为饱和脂肪酸、单不饱和脂肪酸及多不饱和脂肪酸。饱和脂肪酸作为载体，促进胆固醇的吸收；多不饱和脂多不饱和脂肪酸主要存在于鱼油及花生油、大豆油、玉米油、橄榄油等植物油中。但是不饱和脂肪酸若摄入过多，可产生"衰老因子"，降低组织的功能，因此，也不是一味地吃植物油就好，膳食中饱和脂肪酸与多不酸和脂肪酸的比值在（1~1.5）：1为宜。植物油如玉米油、花生油等含有不饱和脂肪酸，植物油与动物油比例可为3：1。限制摄入胆固醇过高和脂肪多的食物，如脑、肝、肾、鱼、奶油和肥肉、动物油等。

限制脂肪摄入的同时还要注意少摄取或不摄取反式脂肪。反式脂肪一般是由植物油经"氢化"技术处理后产生的，可影响人体脂肪代谢，使低密度脂蛋白升高，高密度脂蛋白降低。与一般植物油相比，反式脂肪具有耐高温、不易变质、存放更久、价格便宜等优点，常用于制作饼干、面包、蛋糕和薯条等食品，受到餐饮者的青睐。但是，研究显示，经常食用反式脂肪含量高的食品和快餐食品（如肯德基、麦当劳或比萨饼等的油炸食品）易增加患心脑血管疾病的风险。一个人每天摄入5克反式脂肪，其心脏病的发病率就会增加25%。含反式脂肪酸的食物有人造奶油、起酥油、油炸食品、烘焙糕点等。

 ## 限制食物热量

糖类是人体不可缺少的营养物质，是人体热能的主要来源，但我国居民的饮食中以米、面为主食，其提供的糖类已足够满足人体代谢需要。如果再食糖或食物中加糖，或食巧克力、甜食，就可以使摄入的糖经肝脏合成转化为脂类，引起血脂升高，最后导致脑动脉硬化、脑血栓等，还可引起糖代谢紊乱，对脑血管病的发生和康复均不利。

因此，糖类的摄取宜多选用粮谷类、蔬菜、水果等食物，尽量不食用精制的糖类，如果糖、葡萄糖、蔗糖、果汁、蜂蜜、果酱等甜食和甜点。

清晨和晚间多喝些白开水

研究证实，人的血液黏度在一天之中不停地变化着，并有自己一定的规律：在早晨4～8点血黏度最高，以后逐渐降低，至凌晨达到最低点，以后再逐渐回升，至早晨再次达到峰值。这种规律性的波动在老年人身上表现得更为突出。如果在这种状态下运动极易诱发心脑血管疾病，尤其是患有高血压、心脏病的人更应注意。而晨起喝杯温水可以促进代谢，帮助肠胃蠕动，使排便顺畅，还可以稀释过浓的血液，平衡电解质，稳定血压。同时促进肝肾功能代谢，并清洁体内垃圾，从而提高机体的抗病能力，大大降低心脑血管疾病的发病率。

饮水的方法很简单，每天晨起后饮用新鲜温开水300～500毫升。千万不要在大清早就喝冰水，喝了冰水不仅达不到养生效果，反而事与愿违，贻害无穷。喝水速度要稍缓慢，以不感到胃胀为宜。因为人体睡眠时胃肠蠕动很慢，也处于休整状态，所以要给胃肠一个适应运动的过程。如果速度太快，一口气灌下大量的水，就容易造成身体尤其是肾脏的负担；容易胃胀气、脾胃功能较弱的人也不要一次喝太多水。饮水后运动量不宜太大，要根据年龄和自身状况选择运动量和运动方式，一般不主张汗流浃背，以微汗为宜。

另有研究证实，在深夜让老年人喝200毫升市售矿泉水，则早晨血黏度不仅不上升，反而有所下降。医学界普遍认为，晚上饮水的确可以降低血黏度，维持血流通畅，防止血栓形成。

因此，养成早晨和晚上睡前饮水的习惯对预防脑血管病的发生会起到一定的作用。在睡眠前适当地喝些白开水，对预防脑梗死有一定好处。尤其在清晨和晚间多喝水，睡前醒后大约半个小时都喝上一杯开水，如有必要，半夜加一杯。这样可以稀释血液，防止血栓的形成。

 ## 常喝牛奶可防脑血管病

牛奶又称牛乳，它除了不含纤维外，几乎包含了人体需要的各种营养素，牛奶中所含的蛋白质极为丰富，包括人体生长发育所需的全部氨基酸，几乎能全部被人体消化吸收，是其他食物无法比拟的。

据我国卫生专家从一项研究资料证实：40～60岁的男人如果每天坚持喝一杯牛奶，他的脑卒中发生率可大大降低。这项资料由研究人员对5000多名男士进行的调查和统计结果表明，与每天喝2杯以上牛奶的同龄男士相比，不喝牛奶者其脑卒中发病率要高出1倍之多。专家们认为，这是因为牛奶中丰富的钙有助于降低血压，而高血压即是引发脑卒中的主要原因之一。专家们建议中年男子在常喝牛奶的同时，还应该坚持多活动，多食新鲜水果和蔬菜，这样也同样可以把脑卒中的危险降至最低限度。

牛奶可以抑制冠心病。由于牛奶中的乳酸精含量大，能促进脂肪的代谢；大量的钙质能减少和抑制胆固醇的产生。常喝脱脂牛奶和酸奶，其中的维生素C和维生素A原有预防癌症的作用。此外，牛奶还是美容护肤的佳品。用牛奶洗面具有美白嫩肤的功效，令女士肌肤光洁细腻，丝般滑顺。

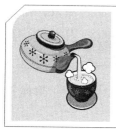

第二节

宜吃蔬菜

番茄有抗血凝聚的作用，能防脑血栓；大蒜可防止心脑血管中的脂肪沉积，降低胆固醇，抑制血小板的聚集，促使血管舒张；洋葱中的前列腺素A能扩张血管、降低血压、降低血液黏度、增加冠状动脉的血流量、预防血栓形成作用。此外，菜花、莴苣、芹菜、韭菜、萝卜、土豆等蔬菜，对脑血管都有保护作用，适合脑血管病患者食用。

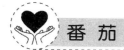 番 茄

番茄又称西红柿、洋柿子，因为色彩艳丽，被称为"爱情果"。西红柿含有丰富的胡萝卜素、B族维生素和维生素C，尤其是维生素P的含量是蔬菜中最多的，被称作"维生素仓库"。

番茄不仅各种维生素含量比苹果、梨高24倍，而且还含芦丁，可提高机体抗氧化能力，消除自由基等体内垃圾，保护血管弹性，有预防血栓形成的作用。番茄有抗血凝聚的作用，能防脑血栓。国外研究发现，从番茄子周围黄色果冻状的汁液

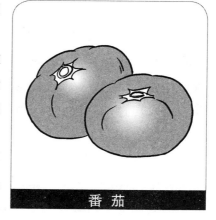

番 茄

中分离出来了一种被称为P3的物质，具有抗血小板凝聚的功效，可以防止脑血栓的发生。患冠心病及脑卒中的患者每天适量饮用番茄汁有益于病的康复。番茄具有降脂降压作用。番茄中含有丰富的维生素A及维生素C，番茄汁可使高血压下降，平滑肌兴奋。从而降低脑血管病发生率。

每天早晨选1~2个鲜熟番茄空腹蘸白糖吃，降血压效果明显。将番茄、苹果各1个，芝麻15克，一次吃完，每日吃1~2次，长期坚持，可治贫血。

食用宜忌

婴儿及儿童常吃西红柿，其中所含丰富的维生素和矿物质，对他们的发育特别有好处。急性肠炎、菌痢及溃疡活动期患者不宜食用。

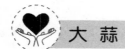

大蒜

大蒜，又名蒜头，是烹饪中不可缺少的调味品，南北风味的菜肴都离不开大蒜。中医认为，大蒜有通五脏，过诸窍，消痈肿，化积食以及杀菌消食之功。

大蒜含挥发性辣素，可消除积存在血管中的脂肪，有明显降脂作用，是主治高脂血症和动脉硬化的良药。大蒜可防止心脑血管中的脂肪沉积，

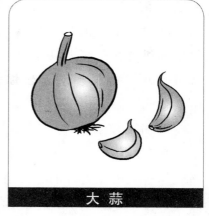

大蒜

诱导组织内部脂肪代谢，显著增加纤维蛋白溶解活性，降低胆固醇，

抑制血小板的聚集，降低血浆浓度，增加微动脉的扩张度，促使血管舒张，调节血压，增加血管的通透性，从而抑制血栓的形成和预防动脉硬化。每天吃2～3瓣大蒜，是降压的最好最简易的办法，大蒜可帮助保持体内一种酶的适当数量而避免出现高血压。蒜中含有一种"蒜胺"，可促进葡萄糖转化成为更多的能量以满足大脑的需要，所以大蒜有健脑的作用。

此外，大蒜中含有一种植物杀菌素，其杀菌能力可达到青霉素的十分之一，对消化道中的多种病原菌和寄生虫都有良好的杀灭作用，可以预防流感、防止伤口感染、治疗感染性疾病和驱除人体内的寄生虫。大蒜还能保护肝脏，诱导肝细胞脱毒酶的活性，可以阻断亚硝胺致癌物质的合成，从而预防癌症的发生。大蒜还可以放慢人体细胞的老化过程，增强机体的免疫功能，所以常食大蒜能延缓衰老。它的抗氧化活性优于人参。

♥ 食用宜忌

大蒜能使胃酸分泌增多，辣素有刺激作用，因此有胃肠道疾病特别是有胃溃疡和十二指肠溃疡的人不宜吃大蒜。中医认为，大蒜作为一种热性食物，过多食用会引起肝阴、肾阴不足，从而引起口干、视力下降等症状。有肝病的人过量食用大蒜，可造成肝功能障碍，引起肝病加重。

♥ 洋 葱

洋葱，又称葱头、洋葱头、圆葱等。它的茎磷部分可以食用，是我国人民常用的一种家常菜。其味具有辛辣香气，有的甜中带辣，有增进食欲的作用。在国外它被誉为"菜中皇后"，营养价值不低。

　　洋葱中含有蔬菜中极为少见的前列腺素A。前列腺素A能扩张血管、降低血压、降低血液黏度、增加冠状动脉的血流量、预防脑血栓形成作用。经常食用对高血压、高血脂和心脑血管患者都有保健作用。

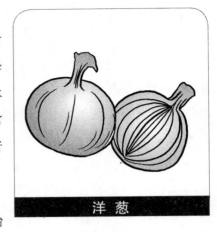

洋葱

　　此外，洋葱中含有一定的钙质，常吃洋葱能提高骨密度，有助于防治骨质疏松症。洋葱中含的硫铵素强抑制老年斑和头皮屑，消除肤层和肌体的不洁之物。

　　洋葱中含有植物杀菌素如大蒜素等，因而有很强的杀菌能力。吃一些生洋葱可以预防感冒。洋葱所含的微量元素硒是一种很强的抗氧化剂，能提高人体的免疫能力，具有防癌抗衰老的功效。

 食用宜忌

　　凡有皮肤瘙痒性疾病，以及有眼疾充血的人应忌食。它易产生挥发性的气味，食用过多会使人胀气而感到不舒服。

 茄 子

　　茄子又称落苏、昆仑瓜等，一年生草本植物，其浆果可食，是为数不多的紫色蔬菜之一，也是餐桌上十分常见的家常蔬菜。茄子有圆茄、灯泡茄及线茄等，在它的紫皮中含有丰富的维生素E和维生素P，这是其他蔬菜所不能比的。

　　茄子的维生素E的含量居各类蔬菜之冠，具有提高毛细血管抵抗力，防止出血和抗衰老的作用；其维生素P的含量也是一般蔬菜所不能比的，这种物质具有改善微细血管脆性，增强人体细胞间的黏着力及防止出血的功用，可防治脑卒中，明显降低脑血管栓塞的发生率。

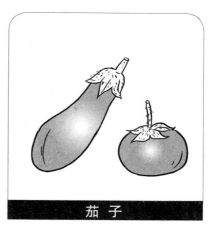

茄子

茄子中还含有甘草甙、葫芦巴碱、水苏碱及胆碱等，这些物质也具有降低血液中的胆固醇浓度的作用。因此常食茄子又可以预防冠心病。茄子纤维中所含的维生素C和皂草甙，具有降低胆固醇的功效。国外学者推荐的"降低胆固醇"的12种方法中，食用茄子就是其中之一。

此外，茄子所含的B族维生素对痛经、慢性胃炎及肾炎水肿等也有一定辅助治疗作用，还有助于大脑和神经系统的功能，对保持良好的记忆、减慢脑部疲劳非常有益。

食用宜忌

　　茄子是一种老少皆宜的蔬菜。适宜于发热、便秘、乳腺发炎患者食用，对癌症患者及放疗、化疗患者也极为适宜。但是茄子性凉，体弱胃寒的人不宜多吃。有皮肤疮疡、眼疾者和孕妇不宜多食茄子。尤其是秋后晚茬茄有微毒，更不宜多食。但秋冬季刚上市的嫩茄子不在此列。

菜 花

　　菜花，又叫花椰菜，有白、绿两种，绿色的又叫西蓝花、青花菜。南方多叫花菜，还有称其为椰花菜、花甘蓝、洋花菜和球花甘蓝的，白、绿两种菜花营养、作用基本相同，绿色的较白色的胡萝卜素含量要高些。中医认为，菜花有助消化、增强食欲和生津止渴的作用。

菜花是含有类黄酮最多的食物之一。类黄酮可以防止感染，可以防止胆固醇氧化，阻止血小板凝结成块，是最好的血管清理剂，能减少脑卒中的危险。

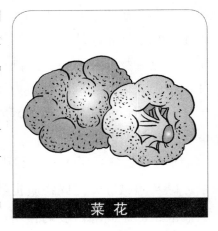

菜花

此外，菜花营养很全面，尤其是含有丰富的维生素C，可以增强肝脏解毒能力，促进生长发育，并能提高机体的免疫力，预防感冒和坏血病的发生。菜花含有抗氧化防癌症的微量元素，长期食用可以减少乳腺癌、直肠癌及胃癌等癌症的发病概率，被誉为抗癌新秀。

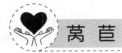 食用宜忌

菜花属于大众菜，适合大众食用，尤其适宜处于生长发育期的儿童食用，对于食欲不振的、大便干结者很有帮助。

莴苣

莴苣，又名莴笋、莴菜、千金菜等。中医认为，莴苣味苦性凉，有利五脏、通经脉、坚筋骨的功效。莴苣的含钾量比较高，有利于促进排尿，减少对心房的压力，对高血压和心脏病患者极为有益。每100克莴苣中含碘8微克，这种微量元素对于人的基础代谢、心智和

体格发育甚至情绪的调节都有重大作用，也能起到防治血管硬化的作用，因此适合脑卒中及高血压、动脉粥样硬化患者食用。

此外，近来又有研究认为，莴苣中的碳水化合物含量较少，维生素和烟酸较多，烟酸是胰岛素的激活剂，因此糖尿病患者常食莴苣能改善糖的代谢过程。

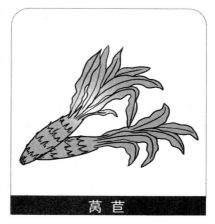

莴苣

 食用宜忌

现代医学认为，食用莴苣比较有利于心脏病患者和高血压患者。神经官能症、高血压及心律不齐和失眠患者以及小便不通、尿血及水肿者宜食用此菜。另外应该注意莴苣对视神经有刺激作用，会引起头晕嗜睡的中毒反应，所以有眼睛疾病的人，特别是患夜盲症的人应该忌食。

 芹 菜

芹菜又称蒲芹、香芹，是常用蔬菜之一，既可热炒，又能凉拌，深受人们喜爱。芹菜既是佳蔬又是良药，有平肝、清热、祛风、利尿、健脾、降压、健脑、醒神、安眠和促进性功能的作用。

芹菜最适宜于预防高血压、动脉硬化和降低胆固醇，有保护小血管的作用，芹菜还具有降压作用。专家们还发现单用芹菜煎剂，可降低血液黏稠度和抗血栓形成。是辅助治疗高血压病及其并发症的首选之品。对于血管硬化、神经衰弱患者亦有辅助治疗作用，适合脑卒中患者食用。芹菜汁还有降血糖作用，适合糖尿病患者食用。经常吃些芹菜，可以中和尿酸及体内的酸性物质，对预防痛风有较好效果。

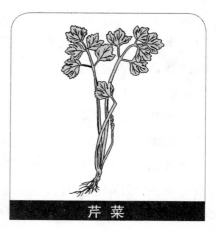

芹菜

此外，芹菜在西方被称为"夫妻菜"，古希腊僧侣禁食。研究发现，芹菜对男女性兴奋有十分明显的促进作用，因而被列为性功能食品。芹菜具有特殊性的芳香气味，还能够增强人的食欲。芹菜含铁量较高，是缺铁性贫血患者的佳蔬。

食用宜忌

适合所有人食用，但芹菜有杀精的作用，准备要个小宝宝的人应该适量少吃。另外，芹菜有降血压作用，故血压偏低者慎用。

韭菜

韭菜又称起阳草，在北方是过年包饺子的主角。其颜色碧绿、味道浓郁，无论用于制作荤菜还是素菜，都十分提味。中医学认为韭菜入肝、胃、肾经，具有温中行气，健胃提神，益肾壮阳，暖腰膝，散瘀解毒，活血止血，止泻和调和脏腑等功效。

韭菜含有挥发性精油及含硫化合物，具有促进食欲和降低血脂的作用，对高血压、冠心病、高血脂等有一定疗效，而高血压、冠心病、高脂血症又是引发脑卒中的重要因素，因此常吃韭菜可用于防治脑卒中的发生。

此外，现代医学研究表明，韭菜富含食物纤维，能增强肠胃蠕动，对预防肠癌有积极意义，可有效预防习惯性便秘和肠癌。这些纤维还可以把消化道中的头发、沙砾、金属屑甚至是针包裹起来，随大便排出体外，有"洗肠草"之称。韭菜还为辛温补阳之品，含有一定量的锌元素，能温补肝肾，因此在药典上有"起阳草"之称，可与现今的"伟哥"媲美。

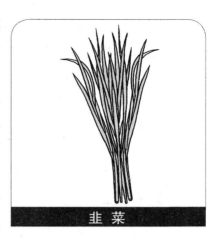

韭 菜

 食用宜忌

一般人都能食用。多食则上火，因此阴虚火旺者以及有眼疾的人不宜多吃；夏韭老化，纤维多而粗糙，不易被肠胃吸收，因此胃肠虚弱的人也不能多吃。

 萝 卜

萝卜又名莱菔、罗服。它既可用于制作菜肴，炒、煮、凉拌等俱佳；又可当做水果生吃，味道鲜美；还可用作泡菜，酱菜腌制。萝卜营养丰富，有很好的食用、医疗价值。有"十月萝卜小人参"的说法。

中医认为，萝卜能助消化，生津开胃、润肺化痰、祛风涤热、平喘止

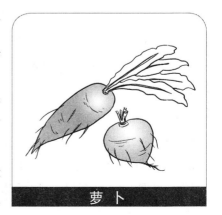

萝 卜

咳、顺气消食、御风寒、养血润肤，百病皆宜。

萝卜有降低血脂、软化血管、稳定血压的功效，可以预防脑卒中以及高血压、冠心病、动脉硬化、胆石症等疾病。

此外，萝卜可增强机体免疫力，并能抑制癌细胞的生长，对防癌、抗癌有重要意义。萝卜中含有的B族维生素和钾、镁等矿物质可促进胃肠蠕动，有利于体内废物的排出。

 食用宜忌

一般人都可食用，特别适宜气管炎、多痰、胃脘腹胀、痢疾、便秘、小儿百日咳、糖尿病、高血压、高血脂以及癌症患者食用。萝卜为寒凉蔬菜，阴盛偏寒体质者、脾胃虚寒者不宜多食。胃及十二指肠溃疡、慢性胃炎、单纯甲状腺肿、先兆流产、子宫脱垂等患者禁食萝卜。

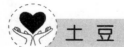 土豆

土豆是一种粮菜兼用型的蔬菜，学名马铃薯。在法国，土豆被称作"地下苹果"。土豆营养素齐全，而且易为人体消化吸收，每500克土豆的营养价值相当于1750克的苹果，优于面、米，在欧美享有"第二面包"的称号。

中医认为，土豆性平味甘，具有和胃调中、补气健脾、强身益肾、消

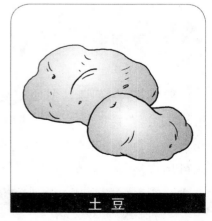
土豆

炎、活血消肿等功效，可用于辅助治疗脑血管疾病，并对消化不良、习惯性便秘、神疲乏力、慢性胃痛、关节疼痛、皮肤湿疹等症，有较

好调治作用。

土豆含钾比较高，能够预防高血压、心脏病，从而从病因角度有效降低脑卒中的发生率。此外，土豆是低热能、多维生素和微量元素的食物，是理想的减肥食品，而且没有任何副作用；土豆对消化不良的辅助治疗有效，是胃病和心脏病患者的优质保健食品。

 食用宜忌

　　土豆食用前要检查一下，如有皮色变红变紫或有发芽的，绝对不能吃，以免中毒，另外土豆宜去皮吃，有芽眼的部分应挖去，防止中毒。土豆切开后容易氧化变黑，属正常现象，不会造成危害。把土豆片或土豆丝放入水中，去掉一些淀粉，烹调时可以方便一点。但注意不要泡得时间太久，导致水溶性维生素等营养流失。

 **红薯**

红薯又称白薯、番薯等。它味道甜美，营养丰富，又易于消化，可做粮充饥，也可酿酒，还可以切片蒸晒、磨粉，又能从中提取淀粉制作粉条、粉丝等。

中医认为，红薯可以补脾胃，益气力，强筋骨，养容颜，清热解毒。红薯对人体器官黏膜有特殊的保护作用，可抑制胆固醇的沉积，保持血管弹性，软化血管，防止动脉硬化。因此，适合脑卒中及高血压、动脉硬化患者食用。

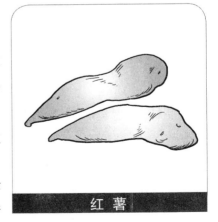

红薯

红薯含有的纤维素很高，热量只有大米的1/3，又能在肠内大量吸收水分，增加粪便积累，不仅可以预防便秘，减少癌症的发生，是一种理想的减肥食品，而且有助于防止血液中的胆固醇的形成，预防脑血栓及冠心病的发生。

此外，红薯含有独特的生物类黄酮成分，这种物质既防癌又益寿，是一种与肾上腺所分泌的激素相似的类固醇，国外学者称之为"冒牌荷尔蒙"，它能有效抑制乳腺癌和结肠癌的发生。

 食用宜忌

红薯含有氧化酶，吃多了会在胃里泛酸，引起腹胀，所以一次吃的不宜过多。可以与米面搭配食用，以减少胃酸。煮熟的红薯应当趁热吃，切忌冷了再吃，否则难以消化。另外，烂红薯（带有黑斑的红薯）和发芽的红薯可使人中毒，不可食用。

 # 空心菜

空心菜又名蕹菜、竹叶菜、无心菜、通心菜。以嫩茎、叶炒食或做汤，富含各种维生素、矿物盐，为夏秋季节主要绿叶菜之一。

空心菜富含粗纤维素，具有促进肠蠕动、降低胆固醇、预防血管硬化的作用。空心菜中含的烟酸、维生素C等能降低胆固醇、甘油三酯，具有

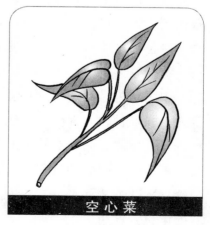
空心菜

降脂的功效，含有的钾、氯等元素，有调节体液平衡的作用。据现代的药理研究表明，空心菜中含有胰岛素样的成分，可以治疗糖尿病。因此，空心菜适合脑卒中及高脂血症、糖尿病等患者食用。

此外，空心菜中的叶绿素有"绿色精灵"之称，可洁齿防龋除口臭，健美皮肤，堪称美容佳品。空心菜中含的无机盐，可使血液呈现健康的碱性，可降低肠道的酸度，维持肠道内的酸碱平衡，有防止肠内菌群失调的功能，对防癌有一定的益处。

空心菜性凉，菜汁对金黄色葡萄球菌、链球菌等有抑制作用，可预防感染。因此，夏季经常吃，可以消暑解热、凉血止血、排毒养颜、防治痢疾。

食用宜忌

本品性寒，血压偏低、体质虚弱、消化不良、大便溏泄者不宜多食。

 黑木耳

黑木耳又称云耳、树耳、黑菜等，因形似人耳而得名。色泽黑褐，质地呈胶质状半透明，薄而有弹性，味道鲜美，营养丰富，可素可荤，其营养价值可与动物性食物相媲美。黑木耳能养血驻颜，祛病延年。黑木耳被现代营养学家盛赞为"素中之荤"。

黑木耳含有维生素K，具有明显

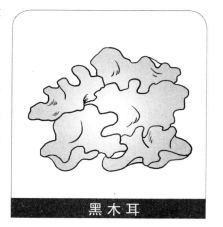

黑木耳

的抗血凝的作用，可以抑制血小板凝聚。因此，常食黑木耳可以防止脑血管及冠心病等病。

此外，黑木耳中铁的含量极为丰富，为猪肝的7倍多，因此具有养血、活血的作用，故常吃黑木耳能养血驻颜，令人肌肤红润，容光焕发，并可能治疗妇女产后虚弱、贫血、跌打损伤等症。

黑木耳中含有较多的胶质，可以把残留在人体消化系统内的灰尘、杂质吸附集中起来排出体外，具有润肺、清涤肠胃的功能。所含的发酵素的生物碱，有化解人体内结石的作用。黑木耳中含有抗肿瘤活性物质，能增强机体免疫力，经常食用可防癌抗癌。

 食用宜忌

对患缺铁性的疾病，肺结核咯血、易受环境污染以及泌尿结石的人宜多食用。孕妇和有出血性疾病的人不宜食用，因黑木耳有活血作用。

 胡萝卜

胡萝卜按皮色分为红色、黄色、橙色等多种，因其颜色靓丽，脆嫩多汁，芳香甘甜而受到人们的喜爱。胡萝卜对人体具有多方面的保健功能，因此被誉为"小人参"。

胡萝卜内含有槲皮素，有助于改善微血管功能，防止血管硬化，降低胆固醇，增加血管流量，对防治高血压有一定效果。胡萝卜素还有一种能

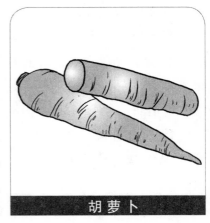
胡萝卜

降低血糖的物质，是糖尿病患者的佳蔬良药。因此，胡萝卜适合脑卒中及高血压、冠心病患者食用。

此外，胡萝卜含有一种极重要的物质——胡萝卜素，能提供丰富的维生素A，具有促进机体正常生长与繁殖、维持上皮组织、防止呼吸道感染与保持视力正常、治疗夜盲症和眼干燥症等功能。胡萝卜还含有木质素，能增强人体抗癌免疫力，并可减轻癌症患者的化疗反应，对多种脏器有保护作用。妇女进食胡萝卜，有利于降低卵巢癌的发病率。胡萝卜素可清除致人衰老的自由基，除维生素A外，所含的B族维生素和维生素C等招牌营养素也有润皮肤、抗衰老的作用。它的芳香气味是挥发油造成的，能增进消化，并有杀菌作用。

 食用宜忌

　　胡萝卜是一种老少皆宜的食品，一般人都应该多吃胡萝卜。不过胡萝卜素与维生素A是一种脂溶性难溶物质，消化吸收率极差，所以烹调时要与油脂共烹。另外，不要与酸味食品共食，这样会使胡萝卜中的维生素A遭到破坏。而且胡萝卜不宜和醋一起食用。

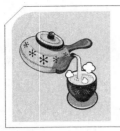

第三节
宜吃瓜果

苹果中含有一定量的钾盐，可将人体血液中的钠盐置换出来，有利于降低血压，防治脑卒中；香蕉可以预防脑卒中和高血压，起到降血压、保护血管的作用；柚子含有生理活物质皮甙以及类胰岛素，柚肉中所含维生素C非常丰富，故柚肉能降血脂、降低血液黏滞度，减少血栓形成，有防治脑血管疾病等功效。此外，金橘、猕猴桃、橘子、橙子、柠檬等，都适合脑血管病患者食用。

苹果

苹果的营养价值和医疗价值都很高，被越来越多的人称为"大夫第一药"，国外有句俗语叫"每天吃苹果，医生远离我"，中国人则常说"饭后吃苹果，老头赛小伙"。

现代医学研究表明，高血压病的发生往往与人体内钠盐的积累有关，人体摄取过量的钠，是脑卒中（中风）和高血压病的病因之一，

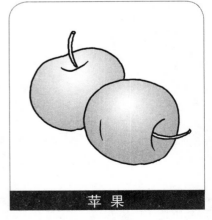

苹果

而苹果中含有一定量的钾盐，可将人体血液中的钠盐置换出来，有利于降低血压，防治脑卒中。苹果中含有较多的苹果酸，可使积存

在体内的脂肪分解，具有减肥作用。苹果酸能降低胆固醇，具有对抗动脉硬化的作用。苹果中含有果胶质，它是一种可溶性纤维质，也有助于降低胆固醇。综合起来看，苹果是脑血管疾病防治的"良药"。

日本医学家研究报告，对30名高血压病患者进行比较观察，一组吃苹果辅助以治疗，一组不吃苹果，10日后，吃苹果者比不吃苹果者的血压明显降低。苹果能防止血中胆固醇的增高，高血压病、动脉粥样硬化症、冠心病患者，适宜长年不间断地食用苹果，至少每日吃1～2个中等大小的苹果，持之以恒，必见其效。

❤ 食用宜忌

苹果营养丰富，非常适合婴幼儿、老人和高血压患者食用。但由于苹果含有糖分较多，性凉，所以高血压合并糖尿病患者以及心、肾功能较差和腹痛腹泻的人应禁食。此外，苹果不宜在饭前吃，否则会影响正常进食和消化。苹果也不宜与海产品同食，因为苹果中含有较多的鞣酸，与海产品同食会引起腹痛、恶心、呕吐等。

❤ 香 蕉

香蕉是人们喜爱的水果之一，因为生长时一叶舒展，一叶枯蕉，所以又叫焦果。因为它能排忧解烦，欧洲人称它为"快乐水果"。中医认为，香蕉性寒，味甘，有清热通便、润肺肠、通血脉、填精髓等作用，特别能润肺滑肠。

香蕉一身都是"宝"，常吃香蕉可以使人皮肤柔软光泽，眼睛明亮。它可以预防脑卒中和高血压，起到降血压、保护血管的作用。香蕉是十分典型的高钾食物，且不含胆固醇类成分。每100

克香蕉食部含钾量高达256毫克，含钠量则很低，仅0.8毫克，其K因子（钾/钠比值）为320，大大高于有效降压界定值（K因子≥10）。因此，医学专家、学者们都一致认同，香蕉是防治高血压病的优质水果。对于高血压病并发动脉粥样硬化（包括脑动脉硬化、眼底动脉硬化等）、冠心病患者来说，常食香蕉或香蕉茶、

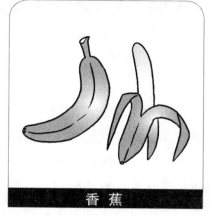

香蕉

香蕉粉等均有较好疗效。尤其是患有大便燥结的高血压病者，食用香蕉效果尤为显著。美国科学家研究证实：连续一周每天吃两根香蕉，可使血压降低10%。如果每天吃5根香蕉，其降压效果相当于降压药日服用量产生效果的50%。因此，对高血压引起的脑血管疾病尤为有效。

香蕉中含有的泛酸等成分，能减轻精神紧张，缓解心理压力，使人的心情变得快活安宁，起着"人体开心激素"的作用，对于心情不好的狂躁、抑郁有一定的疗效。睡前吃一些香蕉，起到镇静、催眠的作用，同时也减少了脑卒中的发生概率。

食用宜忌

　　香蕉营养丰富，老少皆宜，尤其是减肥者的首选。而且特别适宜大便干结、痔疮、肛裂以及高血压、胃溃疡、肺结核以及癌症患者食用。但香蕉性寒，凡有慢性肠炎、虚寒腹泻者应忌食或少食。另外糖尿病患者也应忌食或少食。此外，生香蕉含有较多的鞣酸，对消化道有收敛作用，会抑制胃肠液分泌并抑制胃肠蠕动，吃多了不仅不能通便，反而会加重便秘。

柚子

　　柚子味道酸甜，略带苦味，含有丰富的维生素C以及其他多种营养素，所以它的营养比较全面，是医学界公认的最具食疗效益的水果。

　　中医认为，柚子性寒味甘，具有生津止渴、开胃下气、化痰止渴的作用。柚中含有天然的矿物质钾，然而却几乎不含钠，这对高血压、脑

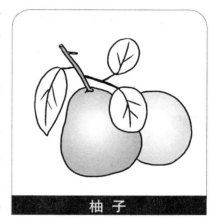

柚子

卒中患者来说，可以排除体内多余的钠，因此是患有心脑血管病及肾脏病患者最佳的食疗水果。

　　柚子营养丰富，含有糖类、有机酸、维生素A、维生素B_1、维生素B_2、维生素C、维生素P和钙、磷、镁、钠等营养成分。柚子还含有生理活物质皮甙以及类胰岛素，柚肉中所含维生素C非常丰富，故柚肉能降血脂、降低血液黏滞度，减少血栓形成，有防治脑血管疾病等功效。

　　柚子中含有大量的维生素C，能降低血液中的胆固醇。新鲜柚子中含有的类胰岛素成分铬，有降低血糖的作用，是糖尿病患者的首选。柚子所含的有机酸，大部分为枸橼酸，具有消除疲劳的功效。美国的研究发现，每天饮用柚汁的人较少出现呼吸系统毛病，尤其是感冒、咽喉疼痛时，吃一瓣新鲜柚子能令你舒适自然。

　　此外，柚子所含的天然维生素P具有加强皮肤毛细孔的功能，加速复原受伤的皮肤组织的作用。将柚子切片贴于面部，有去皱美

肤养颜的功效。对女性来说，常吃袖子还能减肥，这最能符合"自然美"的原则。

食用宜忌

　　柚子适合一般的人食用，对于心脑肾病患者和呼吸系统不佳者尤为适合。柚子性寒，脾胃虚寒、大便溏泄的人不宜食用。

金 橘

　　金橘又称金柑、夏橘、罗浮、卢橘和寿星柑，属于柑橘类水果。它小巧玲珑，皮肉难分，以吃皮为主，通常可连皮带肉一起吃下。金橘不仅含有维生素C、维生素P、胡萝卜素等物质，还含有特殊的挥发油、金橘甙等特殊药用营养成分，具有令人愉悦的香气，是颇具特色的水果。

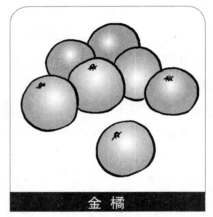

金 橘

　　中医认为，金橘味甘酸性温，气味芳香怡人，有理气醒脾、开胃消食、化痰止渴、顺气的功能。现代研究认为，金橘中的主要成分是金橘甙和维生素C，具有强化毛细血管的作用。经常食用金橘，可以防止血管破裂，减少毛细血管脆性和通透性，对减缓血管硬化有良好的作用，并对血压能产生双向调节。所以，脑血管病、高血压、血管硬化及冠心病患者食之非常有益。此外，它还能够增强人体的抵抗力，防治感冒。

食用宜忌

一般人皆可以食用。对于易患心脑血管病的老年人，特别适宜。金橘性温，口舌生疮等病症者不宜食用。脾胃虚弱之人不宜食之过多，糖尿病患者忌食。

猕 猴 桃

猕猴桃因其营养丰富、清香可口，故有"水果之王""中华圣果"之美誉。猕猴桃味甘、酸，性寒，具有清热利尿、解热止痛、滋补强身、通淋下石、生津润燥和健脾止泻等功效，适用于烦热咽干、暑热消渴，也可用于防治癌症、高血压、心脏病等症，是不可多得的食疗佳品。

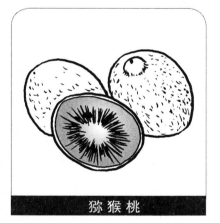

猕猴桃

猕猴桃柔软多汁，酸甜适口，营养丰富，含有蛋白质、脂肪、糖类、钙、磷、铁、钾、镁等营养成分。猕猴桃钾含量高，钠含量低，适量食用能够解渴利尿，是高血压患者的理想水果。此外还含有人体所必需的12种氨基酸。维生素C的含量比苹果高出19～33倍，比梨高22～139倍。现代医学研究表明，猕猴桃果汁能防止致癌物质亚硝胺的生成，并能降低血清胆固醇和三酰甘油水平。常食猕猴桃及其制品，对高血压、高脂血症、冠心病、癌症等疾病具有预防和辅助治疗作用，因此，适合脑卒中患者食用。猕猴桃除鲜食外，还可加工成果汁、果酱、果酒、果脯等食用。

食用宜忌

　　猕猴桃性寒凉，"多食会令人寒泄"，所以不能多食，以免损伤人体的元气。食用猕猴桃前后，不要马上喝牛奶或吃其他乳制品。由于猕猴桃中维生素C含量颇高，易与奶制品中的蛋白质凝结成块，不但影响消化吸收，还会使人出现腹胀、腹痛、腹泻等症状。经常便秘者适合吃猕猴桃。脾胃虚寒、尿频、月经过多者应忌食。

橘 子

　　橘子又名橘、桔，常与柑子一起被统称为柑橘，颜色呈红色或黄色，皮薄光亮，果肉有七瓣，酸甜可口，是日常生活中最常见的水果之一。中医认为橘子性凉味甘，具有理气开胃、润肺止咳、健脾止泻、止渴利尿的功效。常吃橘子的人患脑卒中的概率比较低。

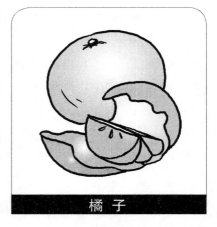

橘子

　　橘子所含的维生素C及膳食纤维——果胶，能将血液中的胆固醇减少15%以上，还可以促进排便。橘子所含丰富的维生素和矿物质元素，有消除疲劳、增强抵抗力、预防感冒发生，并具有强化毛细血管的功能，增加韧性，降血压，扩张心脏的冠状动脉，因此可以说，橘子是预防冠心病和动脉硬化的食品，适合脑卒中患者食用。

　　此外，在鲜柑橘汁中，有一种抗癌活性很强的物质"诺米灵"，它能使致癌化学物质分解，抑制和阻断癌细胞的生长，能使人体内除毒酶的活性成倍提高，阻止致癌物对细胞核的损伤，保护基因的完好。

 食用宜忌

橘子不宜食用过多。多食则湿热内生，特别是儿童更容易"上火"，使抵抗力下降，容易引发口腔炎、牙周炎、咽炎。饭前或空腹时，不要吃橘子，以防有机酸刺激胃黏膜。患有风寒咳嗽、多痰以及患糖尿病的人忌食。

 橙 子

橙子外观整齐漂亮，颜色金黄艳丽，酸甜可口，是颇受人们青睐的水果之一。橙子是有名的"疗疾佳果"，它含有丰富的维生素B_1、维生素B_2、维生素C、胡萝卜素并有大量的钙、磷、铁钾等矿物质元素，还有果胶、柠檬酸、橙皮甙以及醛、醇、烯类等物质。

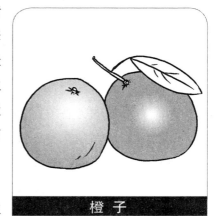

橙 子

中医认为，橙子性凉，具有生津止渴、开胃下气的功效。而现代研究发现，橙子可以增加体内高密度脂蛋白（HDL）的含量，并运送有不良作用的低密度脂蛋白（LDL）到体外，从而降低患心脏病的可能。橙子所含的维生素C和维生素P，能增强肌体的抵抗力，增加毛细血管的弹性，降低血液中胆固醇的含量，因此适合脑卒中及卒中后遗症患者食用。据《健康时报》报道：美国一项最新研究证实，每天的饮食中如果维生素C摄取不足，导致血液中的维生素C含量偏低，罹患脑卒中的概率将大于常人2.5倍。但如果能够每天喝至少半杯橙汁，可有助于降低脑卒中危险。

此外，橙子所含的维生素和胶质，可促进肠胃蠕动，有利于清肠通便，排除体内的有害物质。橙子发出的特殊气味有利于缓解人们的精神紧张和心理压力，对女性克服紧张情绪作用较为明显。

食用宜忌

橙子一般人均可食用，胸膈满闷、恶心欲吐者、饮酒过多、宿醉未醒者尤其宜食。糖尿病患者应该忌食。忌与羊肉同时烹调。不要用橙皮泡水饮用，因为橙皮上一般都会有保鲜剂，很难用水洗净。橙子忌与槟榔同食。

柠 檬

柠檬有"柠檬酸仓库"之美誉，含有丰富的柠檬酸。它的果实汁多肉嫩，有浓郁的芳香气。因其特别的酸味，人们常常把它作为上等的调味料，用来调制饮料、菜肴以及化妆品和药品。

柠檬富含维生素C和维生素P，能增强血管弹性和韧性，可预防和治疗高血压和心肌梗死症状。近年来国外研究还发现，青柠檬中含有一种近似胰岛素的成分，可以使异常的血糖值降低。因此，适合脑卒中及卒中后遗症患者食用。

此外，柠檬富有香气，能解除肉类、水产品的腥膻之气，使肉更加鲜

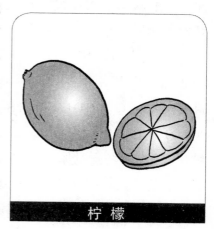

柠 檬

嫩。柠檬还能促进胃中蛋白分解酶的分泌，增加胃肠蠕动。因此，西方人常用它来做冷盘凉菜。柠檬汁中含有大量柠檬酸盐，能够抑制钙盐结晶，从而阻止肾结石形成，甚至能把已形成的结石溶解掉，所以食用柠檬能防治结石。柠檬是一种适合女性的水果，它维生素含量丰富，具有美白作用。此外，柠檬还有良好止呕安胎的作用。

 食用宜忌

一般人皆可食用。低血压、怕冷、处于月经期以及产后均不宜吃柠檬。柠檬虽有健脾消食的作用，但胃溃疡和胃酸过多者不宜食用。患有龋齿者和糖尿病、肾脏患者应忌食柠檬。

 菠　萝

菠萝果形美观，呈黄色或黄青色，外皮有许多类似鱼鳞的圆孔，孔中生有毛刺。果肉汁多味甜，有特殊香味，是深受人们喜爱的水果。如果在室内放上一个，能消除异味使满屋清香。

中医认为，菠萝性平味甘酸，具有生津和胃、健胃消食、补脾止泻、固元益气、清胃解渴等功效。现代研究认为，菠萝汁中含有一定量的生物苷及菠萝蛋白酶，这些物质能使血凝块消散，并防止血凝块的形成，对冠状动脉和脑动脉血管栓塞有缓解作用，十分有利于防治脑卒中。

菠萝含有一种特殊的物质"菠萝朊酶"，它能分解蛋白质，帮助人体**对蛋白质的消化和吸收**。在食用富含

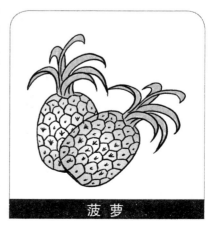

菠萝

蛋白质的食物（如肉类或油腻食物）后，吃些菠萝对身体大有裨益。

"菠萝朊酶"还能加强对体内纤维蛋白的水解作用，将阻塞于组织的纤维蛋白及血凝块溶解，从而改善局部的血液循环，消除炎症和水肿。如果你有炎症、水肿或血栓，不妨在积极治疗的同时，适当多吃一些菠萝，能促使药物质渗透和扩散，具有一定的辅助治疗效果。

此外，菠萝中所含糖、盐类和酶有利尿作用，适当食用对肾炎、高血压病患者有益。菠萝中含有丰富的柠檬酸和维生素C等，除了对日晒、雀斑有功效外，还有减肥的作用。

食用宜忌

一般人均可食用。发烧患者及患有湿疹、疥疮的人不宜多吃。患有溃疡病、肾脏病和血液凝结机能障碍者忌食。

西 瓜

西瓜有"瓜中之王"之称，西瓜几乎含有人体所需的各种营养元素（除了不含脂肪和胆固醇），是一种富有营养、纯净、安全的果品。

中医认为，西瓜营养丰富，有生津除烦、止渴解暑、清肺胃助消化的功能。在急性热病发烧、口渴汗多、烦躁时，吃上一块甜而多汁的西瓜，症状会马上改善。

科学家最近发现西瓜中富含扩张血管的化合物——L-瓜氨酸，可以减少心肌梗死和脑卒中的危险。研究发现每日喝一定量的西瓜汁可以使高血压患者的血压下降，进而降低脑卒中疾病的发生。

西瓜对治疗黄疸有一定作用。西瓜水分丰富，人吃后尿量会明显增加，这不仅会减少胆色素的含量，而且还可以润肠通便。此外，西瓜不仅有很好的食用价值，还具有美容的作用。新鲜的西瓜汁和鲜嫩的瓜皮可增加皮肤弹性，减少皱纹，增添光泽。这是因为瓜皮特别是白色部分，含有能使皮肤光泽的蛋白质酶，其刺激性远比柑橘和柠檬少，因此，对于既想光彩照人而皮肤又敏感的女士绝不要放过西瓜，它是你高效实用的美容品。

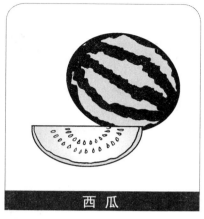

西 瓜

 食用宜忌

老少皆宜。对于发热的人和爱美的女士更适用。积寒、多尿者和糖尿病患者要慎食，因为西瓜的含糖量高对恢复健康不利。心衰或肾炎患者不宜多吃西瓜，以免加重心脏和肾脏的负担，使病情加重。

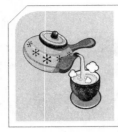

第四节

食疗食谱

胡萝卜粥常食能软化血管、降低血糖、降压、降脂；栗子桂圆粥能补肾、强筋、通脉，可辅治脑卒中后遗症；人参薤白小米粥能益气和中，豁痰通阳，适用于脑卒中所致半身不遂患者。此外，芹菜汁、黄芪南蛇肉、羊肚羹、枸杞饮等食谱都是脑卒中及卒中后遗症患者不错的佳肴，对治疗脑卒中有一定的辅助疗效。

胡萝卜粥

功效　健脾化滞，软化血管，降低血糖，降压，降脂。适用于脑卒中先兆、高血压、冠心病患者。

原料　胡萝卜120克，粳米100克。

制作　先将胡萝卜洗净，切碎，入锅内。然后将粳米淘洗干净，放入锅内，用小火煮制成粥即可。

用法　可做早餐或晚餐食用。

栗子桂圆粥

功效　补肾，强筋，通脉。可辅治脑卒中后遗症。

原料　栗子10个（去壳用肉），桂圆肉15克，大米50克，白糖少许。

制作　把栗子切成碎块，与米共煮成粥，快熟时放入桂圆肉，食用前加白糖少许。

用法　可做早餐，也可随时食用。

人参薤白小米粥

功效　益气和中，豁痰通阳。适用于脑卒中所致半身不遂患者。

原料　人参10克，薤白12克，鸡蛋（去黄）1枚，小米50克。

制作　将人参切碎，加水用文火煎汤，然后加入小米煮粥，粥将成时下鸡蛋清及薤白，煮熟即可。

用法　可做早、晚餐服食。

枸杞子羊肾粥

功效　补肾通脉。适用于脑卒中所致半身不遂患者。

原料　枸杞子30克，羊肾1个，羊肉、粳米各50克，葱、五香粉、调料各适量。

制作　将羊肾、羊肉切片与枸杞子放入锅中加入清水适量及葱、五香粉等调料，先煮20分钟，再下粳米熬成粥。

用法　可做早餐服食。

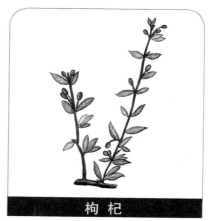

枸杞

菠菜玉米粥

功效　滋阴润燥，养血止血，下气通肠。适用于秋季辅助治疗脑卒中、高血压、糖尿病、便秘等症。

原料　菠菜150克，玉米糁100克，咸鸭蛋1个。

制作　将菠菜洗净，用沸水焯一下，捞出过凉后，沥干水分，切成碎末，备用。锅内加水适量，烧开后加入玉米糁，煮至八成熟时，撒入菠菜末，再煮至粥熟即成。

用法　可作早餐或晚餐，食时佐以咸鸭蛋。

小米麻子粥

功效　滋养肾气，润肠，清虚热。适用于脑卒中以及大肠滞涩。

原料　冬麻子、薄荷叶、荆芥穗各50克，小米150克。

制作　将冬麻子炒熟去皮研细。沙锅内放水，先煮薄荷叶、荆芥穗，去渣取汁，和麻子仁、小米同煮粥。

用法　每日1次，空腹食。

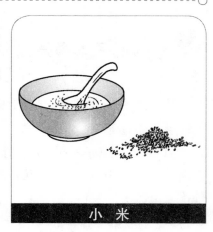

小　米

天麻猪脑粥

功效　祛风止痛，滋养通脉。适用于动脉硬化及脑血管意外所引起的半身不遂。

原料　天麻10克，猪脑1个，粳米250克。

制作　猪脑挑血筋洗净，天麻、粳米洗净，加清水适量，先用旺火烧开，再转用文火熬煮成稀粥。

用法　每日晨起温服1次。

 黄芪桂枝粥

功效　益气养血，温经通络。适用于气虚血瘀所致的肢体麻木、半身不遂等。

原料　黄芪20克，炒白药、桂枝各13.5克，生姜3片，大枣5枚，白米135克。

制作　将前4味水煎取汁，同白米、大枣同煮为稀粥服食。

用法　每日1剂，3周为1疗程，连用2～3个疗程。

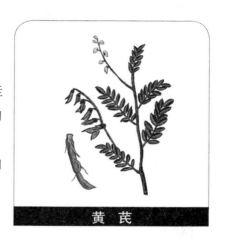

黄　芪

 海蜇皮拌菠菜

功效　祛风平肝，清热降压。适用于脑卒中、高血压患者。

原料　海蜇皮50克，菠菜100克。

制作　先将海蜇皮洗净后切丝，用沸水烫过，挤去水分，加入用沸水焯过并挤干水分的菠菜，加上调料拌匀。

用法　佐餐食。

 芹菜汁

功效　清热除烦，平肝，利水消肿，凉血止血。适用于脑卒中、高血压患者。

原料　芹菜适量。

制作　将芹菜洗净、切断，榨汁。

用法　每次饮一杯，每日3次，连服3～4次。

土茯苓槐花粥

功效　清热，凉血，祛风。适用于脑卒中等症。

原料　生槐花、土茯苓各30克，粳米60克，红糖适量。

制作　将槐花、土茯苓放入锅内加水适量煎煮，去药渣，取汁。用药汁加粳米熬成稀粥。食用前加红糖调味。

用法　每日1次，7日为1个疗程。

黄芪南蛇肉

功效　益气通络。适用于脑卒中引起的口眼歪斜、口角流涎、语言不利、半身不遂、肢体麻木等证。

原料　黄芪60克，南蛇肉200克，生姜3片，芝麻油、盐各适量。

制作　将蛇肉洗净，与黄芪、生姜一起炖汤，加油、盐调味即可。

用法　吃肉喝汤。

草决明海带汤

功效　清肝，明目，化痰。适用于高血压、肝火头痛、眼结膜炎等症，可作为脑卒中辅助治疗。

原料　草决明10克，海带20克，白糖适量。

制作　海带水泡发，洗去盐分，切成细丝；草决明用水洗净，共放沙锅中；加清水煮半小时，滤去药液；加白糖调味即成。

用法　饮服，每日1次。

 ## 独活乌豆汤

功效　祛风，通经活血。适用于脑卒中瘫痪、肢体强直、失语等症。

原料　独活15～20克，乌豆100克，米酒少许。

制作　将上2味加清水3～4碗，煎成1碗，去渣取汁。

用法　每日1～2次，加米酒温服。

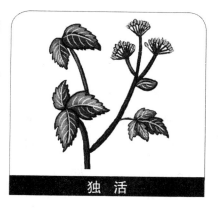

独　活

 ## 雪膏汤

功效　清热除痰，降血压。适用于高血压及脑卒中等患者。

原料　荸荠、海蜇皮（去盐分）各30～50克。

制作　将荸荠、海蜇皮洗净，煮汤。

用法　饮汤，每日3次。

 ## 羊肚羹

功效　祛风散寒。适用于脑卒中患者服用。

原料　羊肚1个，大米300克，豆豉75克，川椒30粒，葱白、姜各适量。

制作 羊肚洗净，其余5味拌匀，放入羊肚内，置锅中，加适量水蒸至熟烂即可。

用法 空腹服用，可做早餐。

党参当归炖鳝鱼

功效 益气活血，化瘀通络。适用于脑卒中所致的半身不遂患者。

原料 党参、当归各15克，鳝鱼500克，酱油、料酒、葱、姜、味精、麻油各适量。

制作 将党参、当归放入药袋中扎口，鳝鱼洗净切段，放入料酒、酱油、葱、姜等，与药袋同入锅内，加清水适量用旺火煮开，去浮沫，再改用小火炖1小时，捞出药袋，放入味精、麻油等调料。

用法 1～2天1剂，吃鱼饮汤。可连服半个月。

杞 菊 饮

功效 滋阴补肾，疏风清肝。枸杞子甘凉，滋补肝肾；菊花甘苦微寒，平肝明目。二药相配，一补一清，对脑卒中后血压偏高、头晕目眩者用之有效。

原料 枸杞子30克，菊花10克。

制作 将枸杞子、菊花用水煎，去渣取汁。

用法 每日1剂。

第三章

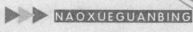
运动锻炼：
举手投足间的养生智慧

"生命在于合理运动"，尤其对脑血管疾病患者来说，一方面，有脑血管病危险因素者或已患有脑血管病的患者长期坚持合理运动，可起到削减超标的体重，增加血管弹性，防止肥胖，降低血压、血糖等作用，以消除引发脑卒中的危险因子。另一方面，通过全身肌肉运动，可使肌肉血管纤维逐渐增大增粗，冠状动脉的侧支血管增多，血流量增加，管腔增大，管壁弹性增强。这些改变均有利于防治脑血管病的发生。因此，为了有效防治脑血管病，更为了我们的健康人生，我们不仅要管住嘴，还要迈开腿，积极"动"起来！

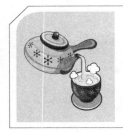

第一节 运动宜忌：

脑血管病防治的"必修课"

　　运动有助于防治脑血管病，但对于具有脑血管病危险因素或已经患有脑血管病的人来说，并不是想怎么运动就怎么运动，这些人运动应"循规蹈矩"，如运动前要进行体检，要把握运动强度；习惯于早晨锻炼的高血压患者，要谨防意外发生等。只有合理地运动，我们才能把握自己的健康人生。

 ## 体育锻炼有助于防治脑血管病

　　生命在于运动，因为运动可以增强体质，提高抗病能力，延缓衰老。对于脑血管病患者来说，则有助于预防脑血管病的发生。

　　实践证明，运动可以增强心脏功能，改善血管弹性，促进血液循环，提高脑的血流量，并能降低血压，扩张血管，使血流加速并能降低血液黏度和血小板聚集，可以减少血栓形成的可能。长期坚持体育锻炼可以促进脂质代谢，提高血液中高密度脂蛋白的含量，从而可以预防动脉硬化。适当的体育锻炼还可增加脂肪消耗，减少体内胆固醇沉积，提高胰岛素敏感性，从而控制肥胖，减

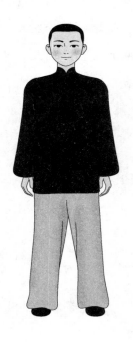

轻体重，增加循环系统功能，调整血脂和降低血压，进而减少血栓发生。此外，体育锻炼还能使许多脑血管病的危险因素降级，并能改善全身状况，包括精神、情绪、食欲、睡眠等，其好处有时超过药物。

由此可见，体育锻炼是预防脑血管病不可缺少的方法，但每个人应根据自己的具体情况选择适宜的锻炼项目，千万不能盲目锻炼，尤其是动脉血管硬化，心脑缺血的人更应量力而行，否则有可能造成严重后果。

"运"前体检不可忽视

具有脑血管病危险因素的人在运动前应进行体检，如高血压患者在运动之前，应详细向医生咨询身体情况，医生根据患者的具体情况决定是否适合运动疗法，以及适合什么样的运动疗法。

日常生活中有一些人看上去很健康，但他们有时可能患有察觉不到的（隐性）心脏病，运动中可能会表现出症状。

例如，在开始运动前，二期高血压患者就需要做静息时的心电图；平时静坐过多的职业，应做运动试验，即在塌车或在活动平板上行走时进行心电图检测与记录。运动负荷试验通过上下台阶（固定脚踏车负荷试验）、骑自行车（测力计负荷试验）来测绘心电图、测量血压。

上下负荷试验要动用较多的设备，在台阶上，上下走3分钟，上下的次数根据年龄及体重决定，并绘制测试前后的心电图。超声心动图有助于发现左心室肥大，有左心室肥大的患者，运动量应小。心肌缺血的患者运动量也应小。

血压过高的人不适合采用运动疗法，因为运动使血压升高，有导致脑出血的危险。运动疗法虽然能降血压，但事物都有两面性。

因此，具有脑血管病危险因素的人是否采用运动疗法，应听从医生的指导。

选择和缓的锻炼项目

具有脑血管病危险因素的人，如高血压、高脂血症、糖尿病、心脏病等患者进行运动锻炼时应根据各人的年龄、体质、所患疾病、工作性质、环境条件而选择适合的锻炼项目。由于预防脑血管病的对象多属中老年人，所以通常体育锻炼的项目和内容，以采用体力负担不大，动作较简单易学，体位变化小，而又能取得效果的运动。

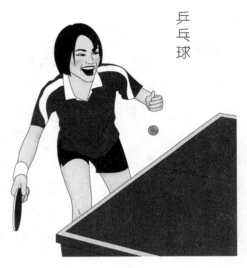

乒乓球

患有高血压、糖尿病等的中老年人，以参加动作较缓慢和有节奏的项目如散步、太极拳、气功、慢跑、各种健身操等比较适宜；体力较好的中年人还可以参加乒乓球、羽毛球、网球、爬山、自行车、游泳等活动，但切记不要做剧烈的运动，如打篮球、竞技跑步等。

锻炼宜循序渐进、持之以恒

俗话说："冰冻三尺，非一日之寒。""一口吃不成一个胖子。"运动也是一样。适量运动可以强身健体、防病祛病、延缓衰

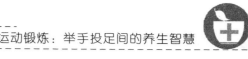

老。但运动要取得这种良好的作用必须要建立在循序渐进、持之以恒的基础之上。

脑血管患者在进行运动锻炼时应该有目的、有计划、有步骤地进行，绝不能急于求成；要日积月累，这样才能达到想要的锻炼效果。同时，开始锻炼时运动量宜小，时间不宜太长，次数不要多，以后逐步增加，不要使身体过度劳累，如心动过速就应休息一下，如果运动后睡眠不好、头痛，说明运动量过大，应及时予以调整。因为超量运动对脑血管病患者反而危险。锻炼的动作要由易到难、由简到繁、由慢到快，时间要逐渐增加。每次运动时要注意由静到动、由动到静、动静结合。此外，要掌握好动作的要求、技巧和锻炼方法。

如果我们想通过体育锻炼取得良好的效果，必须持之以恒，决不能"三天打鱼，两天晒网"。最好是每天坚持锻炼，每次锻炼30分钟左右；实在有困难时，每周锻炼不应该少于3次。同时，要合理地安排好时间，养成按时锻炼的良好习惯。

谨记运动有10忌

很多人认为："运动并不复杂，咱又不和专业运动员比拼，那些大众健身的项目一看就会！"如果抱着这种想法进行运动锻炼的话，往往会让锻炼者走入一些运动的误区。科学的运动可不是件简单的事情！下面我们将从运动前、运动中到运动后，带你绕过常见的思想和行动上的运动误区，让我们遵循运动健身的客观规律，充分领略科学健身带给我们的乐趣和幸福吧！

忌饿着肚子运动

很多早晨起床或下班后运动的人会空腹锻炼，饿着肚子做运动无异于开着一辆没有油的坦克，你的身体需要能量来保证运转。一些健康小吃，如燕麦粥或香蕉，可以很容易就消化掉，并提供你接下来运动所需的额外能量。早晨运动时尤其不要空腹，因为经过一夜，你的胃已经空了，热量已经消耗完了，你需要给身体加些"燃料"了。

忌边看书边做运动

有些人常常一边蹬着运动脚踏车一边翻看杂志，觉得这样能得到全面放松。要知道，一心不可二用，看杂志就意味着你没法同时关注你在进行的运动。如果非要做点别的，好让锻炼不那么枯燥，那可以听听音乐，因为它不像阅读那么需要集中注意力。

忌运动到大汗淋漓

许多人喜欢运动的时候出一身汗，似乎只有大汗淋漓才感觉得到充分锻炼，但其实什么效果也起不到，只会让你运动过量，失去很多水分，从而导致抽筋、缺水和其他一些运动伤害。所以，运动中一旦出汗，应及时补充水分并适当调整强度，休息几分钟并喝上两口水。

忌只选择一种运动

很多人喜欢只做一种运动，如跑步或者骑固定脚踏车，认为只要长期坚持就有明显效果。其实，全面锻炼需要几种运动搭配进行。如散步、慢跑、打球、仰卧起坐等可交替进行。

忌剧烈运动中立即停止

剧烈运动时，人的心跳会加快，肌肉、毛细血管扩张，血液流动加快，同时肌肉有节律性地收缩会挤压小静脉，促使血液很快地流回心脏。此时如果立即停下来休息，肌肉的节律性收缩也会停止，原先流进肌肉的大量血液就不能通过肌肉收缩流回心脏，外周血液增多，造成血压降低，会出现脑部暂时性缺血，从而引发心慌气短、头晕眼花、面色苍白，甚至休克昏倒等症状。

忌剧烈运动后马上洗浴

剧烈运动后，人体为保持体温的恒定，皮肤表面血管扩张，汗孔张大，排汗增多，以方便散热，此时如洗冷水浴会因突然刺激，使血管立即收缩，血液循环阻力加大，同时机体抵抗力降低，人就容易生病。而如洗热水澡则会继续增加皮肤内的血液流量，血液过多地流进肌肉和皮肤中，导致心脏和大脑供血不足，轻者头昏眼花，重者虚脱休克，还容易诱发其他慢性疾病。

忌急于求成的心态

很多脾胃病患者希望通过短时间的运动收到明显的效果，这是不现实的。想通过运动达到康复的目的，必须树立"循序渐进"的恒心。不要急于求成，否则运动过度，容易发生伤害事故；也不要三天打鱼，两天晒网，否则会因锻炼效果不大而失去信心。只有坚持循序渐进、持之以恒的锻炼原则，才会取得满意的健身效果。

忌不进行热身运动

著名的体育教练皮拉里拉说，没有热身运动，就等于在氧气和血液还没达到肌肉的时候，就要求你的身体突然运动。这样会增加身体受伤危险。在心肺功能训练中，让心率猛然提高，这也是非常危险的。因此，在正式锻炼之前，应该花5～10分钟做一些简单的热身运动，使身体里外都"热"起来。

忌不进行缓和运动

运动健身结束的时候，不宜戛然而止。缓和运动可以使肌肉疼痛危险大大降低。原因是缓和运动可以对身体内的乳酸起到"冲刷"作用。专家建议：运动结束前，最好依据个人身体状况，花上5～10分钟做慢速简单运动，让心率慢慢恢复正常。

还有一种情况是，如果你平时不锻炼，而每逢周末疯狂锻炼两天的话，那么你的目标将永远不能实现，而且每个周一都会感觉糟糕透顶。这和一口吃个胖子的"集训"导致你的脾胃更加糟糕的状况是一样的。

忌运动后大量吃糖果

有的人在剧烈运动后觉得吃些甜食或糖水很舒服，就以为运动后多吃甜食有好处，其实运动后过多吃甜食会使体内的维生素B_1大量消耗，缺乏维生素B_1，人就会感到倦怠、食欲不振等，影响肌酸的排除，延长机体恢复的时间。因为维生素B_1不仅参与糖的代谢，还能帮助肝脏分解肌酸，使之迅速排出体外。因此，剧烈运动后最好多吃一些含维生素B_1的食品，如粗杂粮、蔬菜、肝、蛋等。

 ## 高血压患者早晨锻炼要防止意外发生

高血压是引发脑血管病的危险因素，因此高血压患者运动时应特别注意。许多高血压患者都选择早晨作为一天锻炼的主要时间，尤其是老年人，其实这是一种错误的做法。

在城市中，清晨和傍晚的空气污染是最严重的，而中午和下午的空气相对较清洁。而且，对于高血压患者来说，要避免在"高峰期"进行运动。"高峰期"一般指的是早上6～9点这一时段，患者经过一夜睡眠，没有喝水和活动，血流速度变缓，血液在血管里容易变得浓稠，造成时段性血黏稠。这时运动很容易出现心梗、脑梗。另外，此时人的交感神经活性较高，心率容易加快，血压会升高，若坚持运动会存在心律失常甚至猝死的风险。因此，对于习惯早上锻炼的心血管疾病、高血压患者来说，早晨不要太早出去锻炼，太阳出来后再去。起来锻炼之前要吃降压药，喝杯开水，吃两块饼干，10分钟之后再进行锻炼。运动前要做好准备工作，最好有人陪同，假如没人同去，要随身带张卡片，写上名字、住址、所患疾病，一旦发生意外时也好及时救护。不可空腹运动，活动需要能量，缺少能量可引起心率失常，甚者猝死。不可憋尿，憋尿可引起全身不适，使交感神经发生暂时紊乱，血压会明显上升。

在锻炼时可采取有氧运动的活动方式，如走路，走路是最简单易行的降压运动，每次30分钟，每天行走时间的总和最好在1小时以上。运动姿势，宜昂首挺胸，迈大步，摆动双臂。一般快走的步幅约为身高的1/3，大步疾行的步幅稍小于身高的一半，可以平路与坡度交替行走。在呼吸方面，建议边走边做腹式深呼吸，如三步一吸，五步一呼。高血压患者应该选择那些体力负荷不大，动作简单易学、不过分低头弯腰、但全身又能得到活动、动作较缓慢的运动，如太极拳、散步、慢跑、乒乓球、羽毛球、交谊舞等。据

太极拳

检测，高血压患者打完一套太极拳，收缩压可下降10毫米汞柱。多数高血压患者锻炼后，可使头晕、心悸等症状有所减轻，血压也有不同程度下降。

高血压患者在进行运动锻炼时，注意不要做动作过猛的低头弯腰、体位变化幅度过大以及用力屏气的动作，以免发生意外。老年人由于患有多种慢性病，运动锻炼时更应注意，最好在医生的指导下进行锻炼。如出现下列症状之一者禁忌进行康复运动：未控制的过高血压200/140毫升汞柱会对运动出现异常反应，包括稍运动即出现血压过高反应，特别是舒张压升高17.3千帕或运动后血压不升高或始终低于140～130毫米汞柱者。因此，运动对高血压患者是有益的。但运动时应注意逐渐增加运动量。对于血压超过200/110毫米汞柱，发生主动脉夹层动脉瘤或急性脑血管病的患者禁忌运动。

 ## 高脂血症患者运动的最佳时间

一般认为高脂血症患者运动的最佳时间应该在傍晚（下午4点到6点）。因为在这个时间段，是体内与代谢有关的激素分泌最活跃的时候，此时大脑皮质的兴奋性集中，机体对外界刺激的应激反应能力最强，肌肉活动的协调性和敏感性也最好，故能达到最佳的健身效果。

相反在清晨，由于人们刚从睡眠中醒来，机体的反应能力较差，加上早晨气温较低，如进行长时间、大运动量的训练，就极易诱发脑卒中（中风）、心肌梗死、低血糖反应、肺部感染和骨折等病症。

因此，老年人应将主要锻炼时间放在傍晚。选择公园和草地等环境适宜的地方进行锻炼，这样才能收到良好的健身效果。

糖尿病患者餐后半小时左右锻炼为宜

　　许多人习惯于早晨空腹时锻炼身体，也有人主张晚上餐后进行体育锻炼，糖尿病患者到底什么时间锻炼身体最好呢？

　　专家认为，为了防治糖尿病并发脑卒中，糖尿病患者以早餐或晚餐后半小时或1小时后开始锻炼较为适宜。餐前锻炼身体有可能引起血糖波动，可能因延迟进餐造成血糖过低，也可能因没有服药而使血糖过高，当然还可能是血糖先低，而后又因苏木杰反应而过高，所以最好把运动时间放在餐后。为避免对消化系统功能的影响，体育锻炼最好在进餐结束后半小时以上再进行。晚餐后的体育锻炼值得提倡，因为中国人多半进晚餐比较多，而且多数人晚餐后就是看看报纸或电视节目，体力活动很少，这对降低血糖和减轻体重十

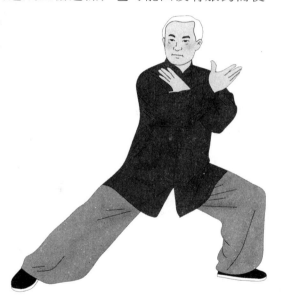

分不利。对于注射胰岛素的患者来说，应选择在外源性胰岛素作用最强之前进行，如注射RI（胰岛素）的作用最强时间是注射后2～4小时，若必须在胰岛素作用最强时进行运动锻炼，应少量加餐。重型糖尿病患者，清晨空腹时，应避免体力活动，否则易引起酮症，使病情恶化。若合并有并发症时，更应注意每日运动量，以免过度疲劳，加重病情。

　　另外，糖尿病患者必须坚持"三定"的原则，包括定时定量

的饮食、定时定量的运动或定时定量地使用降糖药物，这里特别要强调的是体育锻炼的定时定量，往往有人做不到，而只有做到这一点，才能真正达到体育锻炼的目的。

 心脏病患者锻炼避开"清晨峰"

"闻鸡起舞"是许多人的健身习惯，尤其是大多数老年人。但对于患有心脏病的老人来说，这个习惯却很容易引发心肌梗死、脑卒中。

清晨是心脏病发作的高峰期。在一天24小时中，每天上午6～9时为心脏病发作的"高峰期"，心绞痛和猝死都多在上午9时左右发生。鉴于此，心脏病患者进行体育锻炼最好避开心脏病发作的"清晨峰"，以安排在晚上或下午为好。因为从人体生理学的角度看，无论是体力的发挥，还是身体的适应能力和敏感性，均以下午或黄昏时分为佳。全身肌肉、关节的协调能力最强，尤其是心率与血压都比较平稳，更适合参加体育锻炼。而在早上，不仅感官不敏感，运动协调能力较差，心率与血压的波动也比傍晚大得多，这对健康会构成威胁。

所以，中老年人尤其是患有高血压、冠心病的人不宜晨练。

专家小贴士

建议老年人和心脏病患者进行局部肌肉活动时必须得到医生的批准。老年人和心脏病患者宜进行一些轻松愉快又不致于增加心脏负担的全身性活动，如跳交谊舞、做广播操、打太极拳等，这样既能促进新陈代谢，又不至于增加心脏负担。

偏瘫患者进行功能锻炼应分"3步走"

脑血管病患者早期实行功能锻炼是一项重要的康复措施。进行功能锻炼的目的是加快肢体功能的恢复，改善肢体偏瘫程度，预防偏瘫肢体的挛缩和畸形。根据患者病情，可以在急性期过后即从第2周至第4周起，把治疗的重点逐步转移到功能的恢复上，因为偏瘫患者神经功能恢复的最佳时期是病后的4～6周。偏瘫患者的功能锻炼通常可分为以下3步。

第1步

当脑血管病患者尚处于急性期或恢复早期，卧床不起时，可由家属对其瘫痪侧肢体进行按摩和被动运动，以避免关节因长期不活动而产生僵硬，从而起到放松肌肉、牵伸挛缩的韧带和肌腱、促进神经功能恢复等作用。随着病情逐渐好转，家属可间断辅助患者在床上坐起，以及坐在床上或椅子上练习提腿、屈膝、伸膝活动。此外，最好在患足足跟踝关节处做一个脚托，以避免棉被压迫患者足背而形成垂足。

第2步

当患者处于恢复期时，患者虽能稍微活动，但仍没有足够的力量完成主动运动。开始时，患者要先学会站立，依附着物体轮流将双腿抬离地面，进而在家人的保护下，双手扶住椅背或床架向前移动脚步；或一手持拐杖，练习走路，脚尽量不要外翻。此时上肢

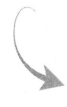

仍多处于瘫痪状态，可用宽布带将患肢臂肘部悬吊在胸前，以保持肩关节的功能位。上肢的功能锻炼也应及早进行，最初可以将患肢抬高，做上举动作，以改善上肢的血液循环。在平卧时，可以由家人将上臂放在离身体较远的位置，然后患者自己将上臂移向身体，也可做伸臂、屈臂、抬臂、屈肘等活动。对手的功能锻炼除早期采用按摩和被动运动外，应经常做各种手指的屈伸、开合等练习。可进行解纽扣、拨弄算盘、写字、编制手工艺品、绳带打结等多样化练习，也可选用小皮球或乒乓球练习手指的屈伸、并拢和分开的活动，以促进手指功能的恢复。

第3步

当患者处于恢复后期时，这时功能锻炼的目的主要是使患者提高日常生活的自理能力，并能参加一些简单而轻便的劳动。开始时可以练习将腿抬高做跨步动作，如跨门槛、上下楼梯等，并逐步增加活动量和距离。同时可进一步练习手的灵活性和协调性，如梳头、洗脸、拍皮球等。

专家小贴士

脑血管病偏瘫患者的功能锻炼还可以通过医疗体育疗法取得疗效，简便的医疗体操对患肢功能的恢复也有帮助。如有条件可在医疗体育医师的指导下，使用专门的设备，如斜坡活动床、行走车、训练车等进行练习，这样可以取得更为理想的效果。

脑血管病康复锻炼宜逐步进行

　　脑血管病患者病情稳定后可对患者进行坐位平衡及床上动作训练。一旦患者具有坐位平衡能力，即开始做从床上到轮椅上、从轮椅到床位的移动能力训练。再逐步过渡到步行、上肢功能锻炼和日常生活能力的训练，从而为日后站立打下良好的基础。

◎ 上肢活动

患者取坐位或躺位，然后做以下动作：

第一步：患者两手相握，患侧大拇指在外，手臂伸直，前抬上举越过头顶，再慢慢放下来。肘关节屈曲、伸直。

第二步：两手相握，将患手带向面部，手腕左、右、上、下运动。

第三步：健手握患手腕，将患手带向健侧肩的方向，再慢慢放下来至对侧腰部。

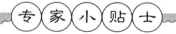

　　家属应帮助患者活动肩胛骨和上肢，防止过度牵拉关节，以免引起关节疼痛。当患者出现肩痛、肩关节半脱位时，患肩在各种练习活动中前屈、外展不要超过范围；在运动时家属可给予手法协助。还可以做一些家庭的操作作业练习，如握手推球或圆筒；握手挟持圆木柱、易拉罐、塑料杯或大的象棋子；练习抓球运动；插板、拼图和积木练习等。

◎ 下肢和步行活动

为了恢复步行，开始可进行一些床上的准备练习活动。如被动的关节和肢体活动；患者自己练习两侧下肢的主动屈伸、内收外展动作；患侧给予适当的辅助；桥式动作，即仰卧位时，双侧膝关节屈曲立于床上（患侧不稳定时给予扶持），让患者抬高臀部，进而进行起坐训练、站立训练、单侧负重练习等。

步行前站立的姿势：立正位、两眼朝前看、自身重量平分于双脚上。

步行：开始将重心移放患腿，健腿向前迈一小步，将重心移放健腿，患腿提起、微屈膝、跨向前、脚跟先着地，然后重心移到整个脚掌上。可在患侧给予支撑，练习熟练后，逐渐减少支持。

患者站立功能的恢复是一个循序渐进的过程。有些患者有空间认识障碍等，坐位和立位时都有倾斜现象；有些患者开始坐起时会因突然的体位变化而产生头晕、眼花、心慌等体位性低血压的症状。因此，每个过程的训练都不能操之过急，要使患者对每一个环节都有一段适应的时间。

脑卒中后遗症患者锻炼别急于求成

康复锻炼在脑卒中后遗症治疗过程中占重要地位，原则之一就是要尽量避免痉挛加重。脑卒中后遗症患者偏瘫侧肌肉有不同程度的痉挛，通常叫"痉挛性瘫痪"，肩肘部还会疼痛，无法正常康复锻炼。如果这时进行走路锻炼，患者行走时重心始终是偏向健康一侧的，走得越多，健康一侧锻炼就越多，反而会加重偏瘫一侧的痉挛，不利于康复。

因此，先要降低偏瘫侧肌肉张力，使痉挛性瘫痪变成软瘫，才能进行有效康复锻炼。

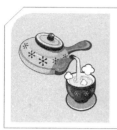

第二节 医疗保健操

防治脑血管病

功效总论——健脑强身

　　医疗保健操是伴随着人类产生而发展起来的一门预防和康复医学，它集中了我国导引术、按摩学、养生学、气功、针灸、穴位等医学原理、方法和精华，继承和发扬了祖国医学的经络、脏腑等基本理论，去掉神秘化和不科学的部分，吸取了现代医学、解剖学、生物学、人体化学、人体物理、预防和康复医学等基本理论和长期实践的精华，经过许多医学专家及学者的精心研究和实践，逐步积累和发展起来的。

　　医疗保健操能调整全身各器官，疏通脉络，促进血液循环，加强新陈代谢，松懈和改善肩带、肘腕、膝盖、肢体等关节和软组织的活动，避免粘连和痉挛。通过按摩穴位，从头部、腰部、腿部一直到肢部进行四肢与躯干有节奏地全面地活动，能全面提高神经体液的调节功能，增强大脑和内脏、器官的活动能力。

　　医疗保健操适合不同年龄、性别、职业和体质的人，练习时无须任何器具。各人应当根据自己的身体条件，速度由慢到快，活动量由小到大，次数由少到多，循序渐进，耐心细致，反复进行。各个动作可以连续全面地做，也可以有重点有选择地做，因人而异，因病而定，不强求统一，不强求一致，但要求动作准确，持之以恒。不要过度疲劳，以感觉舒适为宜。

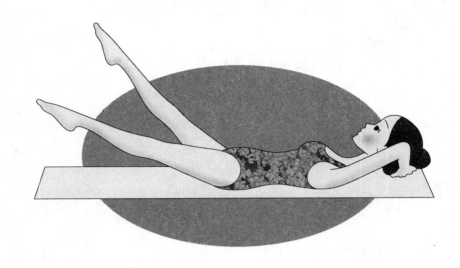

预备势：排除杂念

取站姿，两脚自然分开，与肩同宽，头正，眼平视，全身放松，上虚下实，上虚是指脐以上的上体要虚灵，好似空灵无物；下实是指脐以下的下体要充实，好似精力充沛、内气满盈。思想安静，排除杂念。

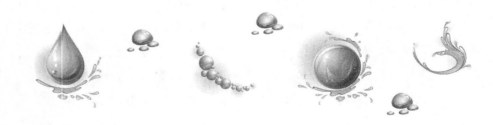

动作 ① 游 臂

【要领】取站姿，用右掌心拍打肚脐，同时左手背拍打身后与肚脐相对称的命门穴，力量稍重。左右臂各拍打32下。

【说明】拍打时手落呼气，手起吸气。两臂一前一后交替进行。配合拍打，两膝一屈一伸。

动作 ② 转 腰

【要领】取站姿，两手叉腰，两拇指在后掐住命门穴两旁各1.5寸的肾俞穴。先顺时针方向转腰，同时带动肚脐以下的两胯和两膝做小幅度旋转，转16圈。再逆时针方向旋转16圈。

【说明】转向前吸气，转向后时呼气，上身和两脚保持不动，两腿要伸直。

动作 ③ 甩 臂

【要领】两臂高举头顶，手心向前，自然下甩，下限不超过臀部，双膝配合一屈一伸，轻松自然。甩16次。

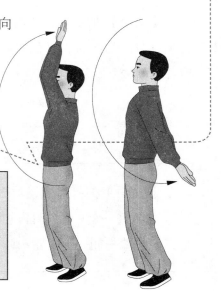

【说明】上甩吸气，下甩呼气。下甩时要干脆利落，轻松自然。

动作 ④ 拍 胸

【要领】右手掌拍打左胸心前区，再用左手掌拍打右胸肺区。左右交替进行，两边共拍打32次。

【说明】拍打左胸时吸气，拍打右胸时呼气。拍打的力度以稍重为好，以自我感觉舒适为度。

动作⑤ 叉 跳

【要领】取站姿，两臂自然下垂，然后交叉在身前，两臂一左一右，互相摆动。第一次摆动，右臂在前，左臂在后，第二次摆动，左臂在前，右臂在后。交替进行。同时两脚一上一下，原地跳动。共跳32次。

【说明】原地跳动时，大腿要稍抬高，抬高右腿时吸气，放下右腿时呼气。冬季做此运动应加倍。

动作⑥ 打 背

【要领】自然站立，两脚分开与肩宽，右手掌经身前用力拍打左肩肩井穴（在颈旁肩部高处），同时左手背经身后用力拍打右后背肾俞穴（与肚脐对称后背正中门的命穴旁1.5寸处），换左手掌和右手背用同样方法拍打右肩和左背。左右手掌交替拍打。两边共拍打32次。

【说明】右手掌拍打左肩时吸气，左手掌拍打右肩时呼气。

动作 7 甩拳

【要领】取站姿，两脚自然分开。两手握拳，腰向左转，左拳向左甩出，与肩平，吸气，同时右拳移放左胸处，头随着左拳转动，眼注视左拳的前方。然后腰向右转，用同样方法甩右臂，呼气。左右交替，共甩16次。

【说明】甩拳时用力不可过猛，以防腰肌或手臂关节受伤。

动作 8 左右弯腰

【要领】取站姿，两脚分开一肩半宽。双手叉腰，拇指在后，扣住命门穴侧1.5寸处的肾俞穴。上身慢慢往右弯，臀稍左移，重心落在左脚。一弯一起，连续8次。用同样方法再向左弯8次。

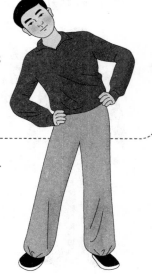

【说明】弯腰呼气，起来吸气。可以根据自己的身体情况增加锻炼的次数。

动作 ⑨ 捺 手

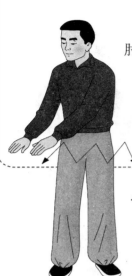

【要领】取站姿，两脚自然分开与肩同宽。肘平屈，两手平放，手心向下，并齐在右腰前，由右向左用力捺四下，力量在前臂和手掌上，颤动手指。再由左向右用力捺四下，交替进行。共32下。

【说明】按捺时呼气，手起时吸气。捺手时要注意掌握身体平衡。

动作 ⑩ 上摇球

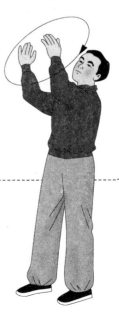

【要领】取站姿，两脚分开一肩半。两手如抱球，举在头前部，略抬头，沿上、左、下、右方向摇12圈，眼跟着手转。方向相反再摇12圈。

【说明】上摇时吸气，下摇时呼气。

动作 ⑪ 下摇球

【要领】取站姿，两脚分开一肩半宽。两手如抱球，向前弯腰50°左右，两手从头顶部上方，沿上、左、下、右方向划大圈12圈。反方向再摇12圈。

【说明】上摇时吸气，下摇时呼气。

动作 ⑫ 摸 鱼

【要领】取站姿，左腿向前跨一步，伸直，右膝微弯，两肘平直，两手伸平并齐，从右向左划大圈。划到左前方，左腿微屈，右腿伸直，上身挺直向前倾；沿左胸向右划，左腿伸直，右膝微屈，上身挺直向后倾。划12圈。换右腿向前方跨一步，用同样方法，方向相反，再划12圈。

【说明】上身挺直向前倾时呼气，上身挺直向后倾时吸气。

动 作 ⑬ 大转腰

【要领】取站姿，两脚分开呈一肩半宽。两臂伸直举过头，沿上、左、下、右方向转6圈，下转时头稍低，两手到膝部；上转时，稍抬头，下身略后仰。用同样方法，方向相反，再转6圈。

【说明】由上向下转时呼气，由下向上转时吸气。转圈时节奏要缓慢，防止摔倒。

动 作 ⑭ 回头看足跟

【要领】取站姿，两脚分开与肩同宽。肘平屈，两手并齐放在左侧腰部，头向右后转动，带动上身，两眼看到右足跟时，双手随着转到右后方，吸气，双手向下按一下，呼气。然后头向左后转，用同样方法，交替进行共16次。

【说明】注意保持身体平衡，防止摔倒。

动作 ⑮ 前后弯腰

【要领】在后腰处两手抱肘，上身向前尽可能弯腰，呼气。再尽可能向后仰，吸气。共做16次。

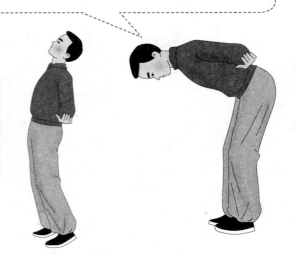

【说明】注意保持身体平衡，防止发生意外。

动作 ⑯ 原地小跳

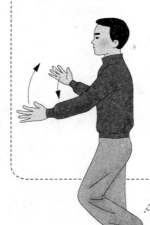

【要领】自然站立，两臂向前平伸，手心相对，先右臂，后左臂，交替上下摆动，同时两腿交替抬高，一上一下原地跳动，脚平落地。共做32次。

【说明】左腿抬高时吸气，放下时呼气。

动作 17 转 腰

【要领】取站姿，两手叉腰，两拇指在后掐住命门穴两旁各1.5寸的肾俞穴。先顺时针方向转腰，同时带动肚脐以下的两胯和两膝做小幅度旋转，转16圈。再逆时针方向旋转16圈。

【说明】转向前时吸气，转向后时呼气，上身和两脚保持不动，两腿要伸直。此节与第二节转腰相同。重复练习一遍有助于消除以上各节弯腰活动可能引起的腰肌疲劳，防治外伤和闪腰岔气。

动作 18 蹲 堆

【要领】自然站立，两脚分开与肩同宽。两臂前伸与肩平，手心向下，两腿慢慢弯曲下蹲，上身挺直。反复8次。

【说明】下蹲时呼气，起立时吸气。最好深蹲，蹲到底，但不要勉强，视自身状况而定。

动作 19 抱后脑颠足跟

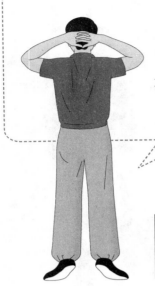

【要领】双手交叉，抱住后脑颠足跟，脚跟颠起，然后再落地。一起一落为1次，共颠8次。

【说明】脚跟颠起时吸气，落地时呼气。颠脚跟时要收腹提肛。

动作 20 左右蹬腿

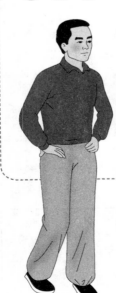

【要领】两手叉腰，拇指在后，紧扣肾俞穴。右腿侧屈收回，吸气，随即足跟用力向右蹬出伸直，呼气。换左腿用同样方法，交替进行。左右共做16次。

【说明】初次练习时蹬腿不可过猛，以防拉伤肌肉或关节。

动作 21 后踢腿

【要领】两手叉腰，拇指紧扣肾俞穴。右腿后屈，足跟踢臀部，然后腿落地。换左腿，用同样方法交替进行。左右共做16次。

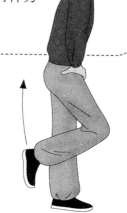

【说明】踢臀部时吸气，腿落地时呼气。注意保持身体平衡，以防摔倒。

动作 22 转脖颈

【要领】两手叉腰，拇指在后，两眼微闭，头由右、下、左、上方向慢慢转6次。方向相反，用同样方法再慢转6次。

【说明】向下转时，尽量低头，呼气；向上转时，尽量仰头，吸气。高血压患者不做"转脖颈"，改做"搓脖颈"。

动作 ㉓ 搓脖颈

【要领】两手手掌紧按后脖颈，用力向左右来回搓32次。搓毕，右手掌紧紧抓住后脖颈的中央捏5下。

【说明】向左搓呼气，向右搓吸气。

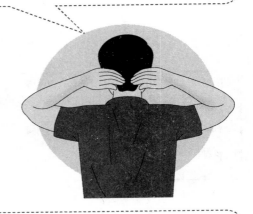

动作 ㉔ 揉搓压膝

【要领】左腿向前跨一步，伸直，右腿微屈，双手叠在一起，左掌在下，放在左膝上，从左、下、右、上方向揉16圈。揉毕，不要站立，双手上下搓膝16次。向下搓呼气，向上搓吸气。搓毕，双手用力在膝盖上向后慢压16次。向下压呼气，掌心略起时吸气。压毕，左腿收回还原。换右腿，用同样方法做揉膝、搓膝和压膝动作。

【说明】换右腿时，右手在下，左手在上。

动作25 洗 眼

【要领】两手半握拳，眼微闭，两拇指弯曲，拇指背分别轻轻地压在左右眼球上，将上眼皮向内眼角晃动。晃32次。

【说明】上眼皮向内眼角晃动时呼气，晃回时吸气。

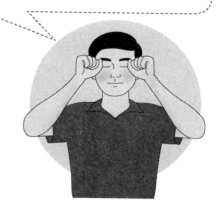

动作26 摩眼皮

【要领】两手中指腹轻轻地从左右两个内眼角顺着上眼皮往外眼角划圈，吸气；再往回沿下眼皮划到内眼角，呼气。共16圈。

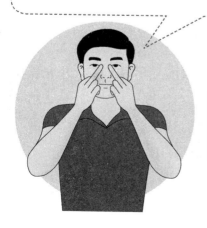

【说明】按摩的力度宜轻柔，以感觉不到疼痛为宜。

动作 ㉗ 摩鱼腰

【要领】两眼微闭，两手的中指和食指由两眉之间的印堂穴，分别沿眉毛用力横摩到太阳穴，吸气。手指离开太阳穴，呼气。反复做16次。

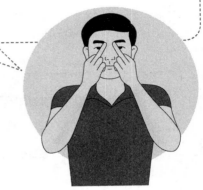

【说明】按摩的力度不宜过大，以感觉不到疼痛为宜。

动作 ㉘ 晃承泣、四白

【要领】两眼微闭，两手中指指腹压住承泣、四白，同时分别向里晃动，呼气；晃回吸气。共16次。

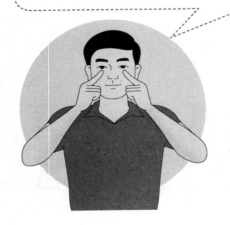

【说明】眼平视，瞳孔直下，在下眼眶边缘上即是承泣穴。眼眶下正中一横指处即是四白穴。

动作 ㉙ 揉睛明

【要领】左手叉腰，右手拇指和食指指腹轻轻地捏揉两眼内眼角的凸部，这是泪管头，手不离开，连捏带揉16圈。

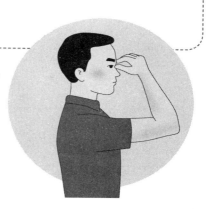

【说明】向下揉时呼气，向上揉时吸气。

动作 ㉚ 洗 鼻

【要领】两手中指指腹紧按鼻翼两侧，同时从两边鼻尖处挤一下，用力沿鼻梁向上搓到内眼角；再轻轻搓回鼻翼两侧。上下为1次，共做16次。

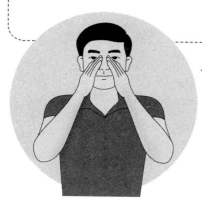

【说明】向上搓时吸气，搓回鼻翼时呼气。

动 作 ⑶ 按迎香

【要领】双手食指按揉鼻翼两旁的迎香穴。共揉16圈。

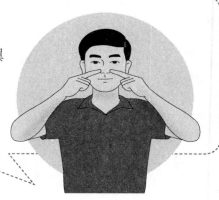

【说明】向上揉时吸气，向下揉时呼气。

动 作 ㉜ 指　耳

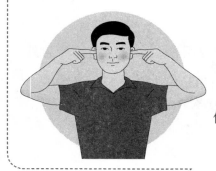

【要领】双手握拳，食指伸直，分别捅进左右耳孔向前转3圈，再向后转3圈，往里一捅拔出来。共做8次。

【说明】每圈向上时吸气，向下时呼气。

动 作 ③③ 震 耳

【要领】将两手掌心用力按压左右耳孔，其余四指按压后脑枕骨不动；把掌心骤然离开，可以听到耳膜的震动声浪。反复10次。

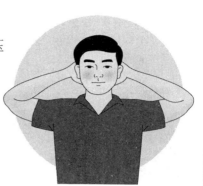

【说明】两掌心按压左右耳孔时吸气，骤然离开时呼气。

动 作 ③④ 搓 手

【要领】右腿跨前半步，伸直，左腿微屈。右手放在右膝上，左手心按住右手背，从手背用力搓到手指；从手指搓回手背。共32次。右腿还原，左腿跨前半步，用同样方法搓左手32次。

【说明】由手背搓向手指时呼气，从手指搓回手背时吸气。

动作 35 全身抖动

【要领】全身放松，两臂自然下垂，两膝稍屈，一屈一伸，带动全身抖动。两手、两膝和全身肌肉、内脏、乳房、男子阴囊、女子阴部等，都有抖动感，上下牙齿也抖动。手、膝下抖时呼气，上抖时吸气。速度不宜太快。共200下。

【说明】手和上肢有病，宜两手下垂；高血压和腿病患者，手呈90°平放；腰疼和心脏病患者，手呈50°斜放。

动作 36 干洗面

【要领】两手掌心紧按两腮下部，手指向上，两中指分别按紧鼻两侧，用力向上搓擦，经过双眼到上额时，吸气，改变方向，右掌在前，手指向左，左掌在后，手指向右，继续用力搓擦，经过头顶到后颈时，呼气，两掌分开，右掌沿右脖颈，左掌沿左脖颈，回到两腮下部，共做16次。

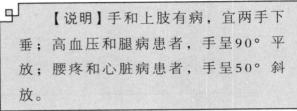

【说明】洗面时最好把手先搓热再洗面。

动作 ③⑦ 十指干梳头 ◁

【要领】除拇指外，两手手指并列一字形置于前额头发边缘的中央，吸气，手心向后，用指尖和指甲向后梳头，经过头顶梳到后颈，呼气。反复16次；两手手指分别置于前额两角的头发边缘，吸气，向后梳，经过耳后到后脖颈，呼气。共做16次。

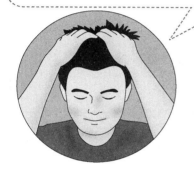

【说明】干梳头时手指要朝着一个方向梳，不可像拉锯似的梳。指甲要剪短，以免伤着头部皮肤。

动作 ③⑧ 揉风池 ◁

【要领】两眼平视前方，两手拇指分别紧按两个风池穴，顺时针方向揉16圈，逆时针方向揉16圈。

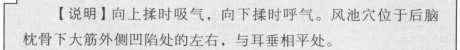

【说明】向上揉时吸气，向下揉时呼气。风池穴位于后脑枕骨下大筋外侧凹陷处的左右，与耳垂相平处。

动作 39　揉太阳

【要领】用两手拇指指腹分别压住左右两个太阳穴，顺时针方向用力按揉16圈，逆时针方向再按揉16圈。

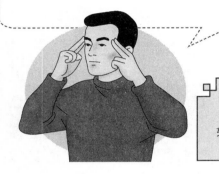

【说明】向上转时吸气，向下转时呼气。

动作 40　转眼珠

【要领】头颈保持不动，两眼珠同时顺时针方向转6圈，向前看一会，再逆时针方向转6圈。

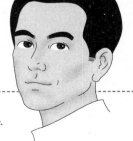

【说明】眼珠转的幅度要大，尽量转到每个方向的顶点。

动 作 41 双掌熨目

【要领】手心相对，将两掌掌心合拢，用力搓，使掌心发热，然后将两掌心迅速按住眼珠，眼要睁开、睁大，使热源接触眼珠。双手手指向上，手掌心按住两眼周围，沿顺时针方向压揉16圈。沿逆时针方向再压揉16圈。

【说明】向上转时吸气，向下转时呼气。

动 作 42 鸣天鼓

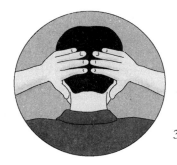

【要领】两手紧紧按住两耳，听不到耳外声响，除拇指外，其余4指轻轻敲打小脑（脑后中央两条脖筋的上部高骨处），会听到咚咚击鼓声，共敲32下。

【说明】手指敲打小脑时呼气，手指提起时吸气。

动作 43 搓 耳

【要领】将两手掌掌心置于两耳尖的上方，两掌向下搓擦，将耳尖压弯，盖住耳孔，搓到耳垂下部，呼气；再将耳垂推向上，使耳垂弯曲，盖住耳孔，吸气，反复搓到耳部发热为止。

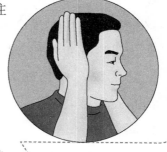

【说明】搓耳前把手搓热，尤其是在冬天，有利于促进耳部的血液循环。

动作 44 揉耳垂

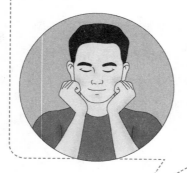

【要领】食指在前侧，拇指在后，快速揉一次，轻轻将耳垂向下拉一下，然后将食指回到耳垂上部，共做32次。

【说明】下拉耳垂时呼气，食指回到耳垂上部时吸气。

动作 45 叩 齿

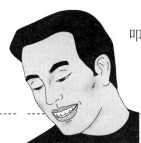

【要领】两唇轻闭，上下牙齿互相叩击，用力自然适度，共32下。

【说明】叩齿后产生的津液要咽下，不可丢弃。

动作 46 转 舌

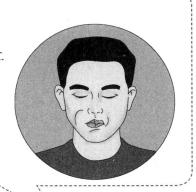

【要领】双唇轻闭，舌尖舔住上腭，舌尖顺时针方向在牙龈外嘴唇里转舌16圈，方向相反再转16圈，转毕，舌平放。

【说明】转舌后口中产生的津液，即唾液，鼓塞漱口3下后咽下，不可吐掉。

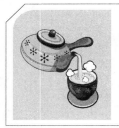

第三节 运动项目：

总有一项适合你

世界上的运动项目有千万种，但未必都适合脑血管病易患人群或脑血管病患者。那么，哪些运动才适合防治脑血管病呢？散步、慢跑、咬牙切齿、早晚梳头、多活动双手、摇头晃脑、耸耸肩膀、热水擦颈、两脚划圈、木梳梳足底等，都是防治脑血管病不错的选择。根据自己的身体状况，选择最适合自己的，才能收到最佳疗效。

 每天散步1小时，降压、降糖防脑卒中

俗话说得好："饭后百步走，活到九十九。""没事常走路，不用进药铺。"散步是我国的传统健身方法之一，历代养生家们多认为"百练不如一走"，而常走路也是防治高血压、心脏病、糖尿病等疾病最好的运动，进而减少脑血管病的发病概率。

张大爷今年65岁，是高血压病患者，在疾病面前，张大爷成天食欲不振、无精打采，就连上下楼梯都感到气喘，在家人的劝导与陪伴下，张大爷经常饭后半小时去散步，半年后，他的精神面貌便有了改观。走路、上楼梯感到轻松了，人也乐观起来，血压也慢慢地平稳了。张大爷还经常跟别人说："如果一天不去散步，就觉得一件大事没有做，非补上不可。"可见，散步使其受益匪浅。

每天散步30分钟，可以降低患代谢综合征的风险，抑制一系列可能导致心脏病的危险因素的发展，还能降低患糖尿病和脑卒中的风险。实验证明，以每小时3000米的速度步行，每分钟要行走90～120步，机体代谢率可提高48%。这样行走对于糖尿病患者控制血糖十分有益，行走时间应放在饭后，每次行走15～20分钟，每日2～3次，或根据个人情况适当延长。如果不能每天专门拿出半小时用来散步，应经常步行或者骑车去上班，不要总坐车，这样可以降低11%患心脏病的风险。

散步以不累为原则，不能急，要持之以恒，一天强似一天，如果非要走累了才算，那就又成了五劳七损了。散步时不要在雨中走，不要在风中走，不要在阴暗的地方走。老年人的锻炼时间最好安排在黄昏和傍晚时，因为这个时候大气内的氧气浓度最高，人体血压和心率较平稳，化解微小血栓的能力也最强。

常常慢步跑，脑卒中概率会减少

慢跑又称健身跑、放松跑，它是近年来流行于世界的锻炼项目，它简便易行，无需任何体育器材，是人们最常用的防病健身手段之一。

慢跑可使血流增快、血管弹性增强，具有活血祛瘀、改善血液循环的作用。慢跑时冠状动脉血流量较安静时可增加10倍，即每分钟血流量可达1200～1400毫升。坚持长期慢跑的人，平时心跳频率可下降到每分钟50～60次，这可使心肌得到较长时间的休整。慢跑能促进全身新陈代谢，能改善脂类代谢，可防治血液中脂质过高。冠心病、高血压、动脉硬化等老年性疾病大多与体内脂质代谢有关，慢跑能改善体内脂类物质的正常代谢，降低胆固醇和甘油三酯的含量，可预防和减少胆固醇等脂质在血管壁上的沉积，从而起到防治冠心病、高血压等老年性疾病的作用。慢跑可控制体重，预防动脉硬化，调整大脑皮质的兴奋和抑制过程，消除大脑疲劳。慢跑运动还可使人体产生一种低频振动，可使血管平滑肌得到锻炼，从而增加血管的张力，能通过振动将血管壁上的沉积物排除，同时又能防止血脂在血管壁上的堆积，这在防治动脉硬化和心脑血管疾病上有重要的意义。

慢跑前应稍减一些衣服，做3～5分钟的准备活动，如活动一下脚、踝关节及膝关节，伸展一下肢体或做片刻徒手体操，之后由步行逐渐过渡到慢跑。

慢跑时全身肌肉要放松，两手微微握拳，上臂和前臂肘关节屈曲成90度左右，上身略向前倾，两臂自然摆动，腿不宜抬得过高，身体重心要稳，呼吸深长而均匀，与步伐有节奏的配合，用前脚掌先着地而不能用足跟着地。慢跑应先从慢速开始，起初距离可短一些，要循序渐进，可根据具体情况灵活掌握慢跑的速度和时间，运动量以心率每分钟不超过120次、全身感觉微热而不感到疲劳为度，慢跑的速度一般以每分钟100～120米为宜，时间可控制在8～15分钟。跑步时，最好用鼻呼吸，避免用口呼吸，防止引起咳嗽、恶心、呕吐。此外，还要注意呼吸频率要与步伐协调，一般是两步一吸，两步一呼，也可以三步一呼一吸。

专 家 小 贴 士

慢跑应选择空气新鲜、道路平坦的场所进行，不要在饭后立即跑步，也不宜在跑步后立即进食。慢跑后可做一些整理活动，及时用干毛巾擦汗，穿好衣服。慢跑中若出现呼吸困难、心悸、胸痛、腹痛等症状，应立即减速或停止跑步，必要时可到医院检查诊治。

咬牙切齿，脑卒中不会光顾你

许多脑动脉硬化患者，有时候会突然发生眩晕，尤其是在快速扭转颈部时更容易出现。这是由于脑动脉硬化弹性差所引起的一过性和异位性大脑组织供血不足或缺氧的症状，也有可能是脑卒中先兆，若这种症状比较明显者，思想不要麻痹，应及时去医院诊治，以防止脑卒中的发生。

平时防止发生一过性脑缺血症状，咬牙切齿是一种很好的锻炼方法。

具体做法：将上下牙齿整口紧紧合拢，且用力一紧一松地咬牙切齿，咬紧时上下牙加倍用力，同时也可以握紧拳头，放松时上下牙也互不离开，同时松开拳头，反复做数十次，可以使头部、颈部的血管和肌肉、头皮及面部都有序地处于一收一舒的动态之中，有助于加速脑血管血流循环，使趋于硬化脑血管逐渐恢复弹性，让大脑组织血液和氧气供应充足，这可以消除眩晕的发生，使脑卒中减缓发作或消失。

此外，经常做"咬牙切齿"锻炼，不仅有助于防治脑卒中，还具有健齿和促进排便的功效。经常在大小便时坚持上下牙齿紧紧咬合，使元气不散，促进口腔的新陈代谢，活跃牙龈血液循环，有助于坚固牙齿。若步入中年练此法，老来会有一副好的牙齿和大小便顺排。

专家小贴士

防治脑卒中，"咬牙切齿"应天天坚持练习，并结合其他活动如散步、做操、骑自行车、看电视等同时练习，效果更佳。此法对患有冠心病、高血压、糖尿病等患者都是适用的，只要坚持锻炼就会有收益。

早晚梳头十分钟，能防脑卒中

俗话说："梳头十分钟，预防脑卒中。"梳头恐怕是大家天天都在做的自我整理工作，不仅能美化外表，还有很好的保健功效，尤其是对脑卒中能起到很好的预防作用。

传统的经络学认为，人体的十二经脉和奇经八脉都会于头部，穴位有几十个。通过梳头，可使头部毛细血管扩张，加速血液循环，保持大脑清醒，更重要的是刺激穴位，能起到类似针刺和按摩的作用，疏通经络，振奋阳气，祛瘀充氧，调理脏器，从而提高机体抗病能力。梳头，还有神经反射作用，改善血液循环，促进组织细胞的新陈代谢，这种微妙的关系和微妙的作用，贯穿于梳头的全过程。

梳头时用力要适度，不宜太轻也不可过重，梳理速度，不能过快也不可过慢，每次梳理时都要做到快慢适中，用力适度，梳到意到。先由前向后，再中间向两边梳，如此循环往复。具体方法如下：

梳理头的前发际

胃肠不好的中老年人在梳理前发际线，特别是经过额角处的头维穴时，通常会明显感觉疼痛，而且敏感者在此过程中会打嗝，因此胃肠不好的人要常梳、多梳前发际线。在发际线上下一寸左右的部位梳理，不少于100下，将此处梳至头皮微热，对胃肠有很好的保健作用。

梳理头顶

头顶正中有一个百会穴，它是督脉的主要穴位，也是全身阳经和督脉的阳气在此交会的穴位，因此只要是血液不足、血虚的人，头顶摸上去都会感觉疼痛，越是疼痛明显，说明血液亏虚得越严重。每天早晨梳理头顶区100～200下，就能梳通全身的阳经，不仅能补虚、降压、醒脑，还能治疗失眠、健忘、鼻塞、脱肛、痔疮等。

梳理头的两侧

头的两侧主要是三焦经和胆经循行的部位。梳理头的两侧时有明显疼痛感的人，除了肝胆有毛病外，大多数还有淤滞的症状，如胸闷、气胀、乳房小叶增生等。因此，梳理头部两侧能起到宽胸、通经络的作用。两侧都要梳理不少于100下，这样才能将此处梳热，达到治疗效果。

梳理头的后部

梳理头的后部感到疼痛的人，多数是膀胱经经血不足者，与肾虚、肾亏有直接关系，因为肾虚、肾亏会导致血上头的力量不足，从而造成后颈、后头部的供血不足，引起此处僵硬、酸痛。因此，在头后部梳理100～200下，将此处的经络疏通后，会明显感到头脑清晰，肩颈放松。

专 家 小 贴 士

梳具最好选用玉质、牛角质或木质的，而不用塑料制品。玉梳和多功能牛角梳最为理想，因为它含有丰富的矿物质和微量元素，对人体的健康大有裨益。

此外，用手指经常梳理头发也是非常好的方式，通过对头皮的梳理按摩，起到行气活血的功效。如果头发已经很脏，或者感觉很痒，不可通过梳头来清洁，唯一的办法就是立刻洗头。梳子必须经常清洗，保持干净，提倡每人一梳。梳子忌在水中长时间浸泡，清洗后，应立即用干毛巾擦拭干净，置放阴凉处晾干。

多活动左右肢，能有效预防脑卒中

　　医学研究认为，人的大脑是由左右两半球构成的。左侧大脑半球控制着右侧半边肢体，右侧大脑半球控制着左侧半边肢体。

　　有关资料显示，在脑卒中患者中有近70％的患者是因右脑半球的微血管破裂出血所致。这是因为，人们在日常生活中或劳动操作中习惯使用右手，因此，左侧大脑半球得到的锻炼的机会多，其血管发达强健，而右侧大脑半球因得到的锻炼机会较少，其血管则变得脆弱，所以，脑卒中患者微血管破裂多发生在右侧大脑半球。要开发大脑右半球，就应多活动左手、左上肢、左下肢并与日常生活紧密结合起来，才能配合适当治疗，预防脑卒中。

　　由此可见，活动双手手指具有预防脑卒中的作用。常用右手的人要多锻炼左手，爱用左手的人应锻炼右手；经常做一些比较精密的工作，对预防脑卒中有很好的作用。下面一些方法不妨试一试：

　　1.玩健身球　两只手交替玩健身球，能使左右侧大脑都得到锻炼。如果平时右手活动多的话，那就应该多用左手玩健身球。

　　2.手工编织　手工编织就是有益改善用脑机制措施之一。编织者双手并用，手挂毛线、毛衣针等工具不停地进行穿拉、缠绕，两只手都活动起来了。这就使左右侧大脑都得到了锻炼的机会，尤其是平时很少活动的右侧大脑的血管得到了锻炼，并使其逐渐强健起来，从而增强大脑的功能。

　　3.打羽毛球　打羽毛球时有意多用左手打球或双手交替打球，像"双枪老太婆"那样左右开弓，久而久之，习惯了，左手就会像右手一样灵活，运用自如。

　　4.当当"左撇子"　在日常生活中多当"左撇子"，多用左手提物，使筷子、工具等，只要多留心，当"左撇子"的机会就会多起来。

专家小贴士

　　当左撇子不单是指多用左手，还包括多活动左下肢。在下肢活动中有意多动左下肢，如做单侧体操、单腿跳、单踢腿、单甩脚、单摇腿等。踢毽球是锻炼下肢的良法，在双脚交替踢球的基础上，多用左脚踢球、拐球或右脚踢左脚拐球，这样既锻炼左下肢又刺激脚部的一些穴位，从而增强下肢的新陈代谢和血液循环，不但增强腿脚的功能而且发挥脚的"第二心脏"的作用。

 ## 摇头晃脑，脑卒中不来找

　　研究表明，头部经常前后左右旋转、摇晃，其实是一种轻柔的颈部运动。颈部运动会增强头部血管的抗压力，有利于预防脑卒中。颈部的肌肉、韧带、血管和颈椎关节也因此增强了耐力，并减少了胆固醇沉积于颈动脉的概率，不仅有利于预防脑卒中，还有利于高血压、颈椎病和青光眼的预防。

　　具体做法：平坐，放松颈部肌肉，不停地上下点头3～5分钟，然后再左右旋转脖颈3～5分钟，每日2～3次。

 ## 耸耸肩膀，活血又健脑

　　脑卒中的发生，几乎都与颈动脉内膜的胆固醇沉积而形成的粥样斑块有关。因此，经常运动肩颈，可以减少发生脑卒中的危险。

　　有专家建议，中老年人每天早晨起床后，先做5～6分钟的耸肩运动，方法是双肩上提、放下，反复数次，每次做5～6分钟，早、晚各1次。这种简单的双肩上提、放松的反复运动，不仅能使肩部的神经、肌肉、血管放松，活血通络，防治肩周炎、颈椎病，还为颈动脉血液流入大脑提供了人工驱动力，迫使流动迟缓的血液加速流向大脑，因而减少了脑血管供血不足，从而降低发生脑卒中的危险。

热水擦颈，软化血管

研究发现，利用每天早、晚洗脸的机会，以50℃左右的热水擦洗、按摩颈部四周，用力中等，速度稍快，以皮肤发热、发红为度，每天早、晚各做6分钟，可以有效预防脑卒中的发生。热水擦颈既是一种颈部运动，又是一种物理疗法，经常用热水擦颈，可以促进颈部血管平滑肌松弛，改善血管壁的营养，减少胆固醇的沉积，促使硬化的颈动脉变软，恢复弹性，有利于改善大脑供血并减少脑卒中发生的危险。

两脚划圈，预防脑卒中好处多

正确的养生方法对脑卒中的预防能起到一定的作用，如两脚划圈，就能有效预防脑卒中。

两脚划圈主要是指踝关节的运动，传统中医认为，踝关节为足三阳经、足三阴经及阴阳二跷脉的通过之处，经常活动踝关节，不仅可以疏通相关经络，还可刺激关节周围的腧穴，从而起到调和气血、平衡阴阳、开窍醒神、补益肝肾的作用，使肝阳上亢之气下降，从而达到预防脑卒中的目的。

由于足部距离心脏位置相对较远，经常活动足踝部，还能够促进全身的血液循环，增加回心血量，从而起到预防脑卒中的作用。

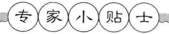

　　做两脚划圈运动时，最好取自然站立位，旋踝时，其中一脚站立，另一只脚旋转，双脚交替进行，每次运动以15分钟为宜，一天内1～2次即可。当然，也可采取坐立或仰卧位进行，据自己身体情况而定。

木梳梳足底，有助于脑血管病患者康复

　　80多岁的赵老伯脑卒中发作已接近1周，生命体征平稳，但仍然处于昏迷之中。入院后，除了医生和治疗师每天给他进行康复治疗外，他的女儿每天在病床前一边对着他说话，一边用一把木梳轻轻地反复"梳"他的脚底，或为他轻捏手指尖和脚趾，刺激他的神经末梢。1周后，赵老伯苏醒了，1个月后，他就拄着拐杖出院了。

　　康复医学专家说，人体的脚部有很多神经末梢，用木梳反复梳脚底，可以很好地刺激全身的神经，有助于脑血管病患者的康复。如果家属在给患者梳脚底的同时，还跟患者说说话，用声音来刺激患者的大脑，可以收到事半功倍的效果。

脑血管病患者早期锻炼方法多

脑血管病患者早期功能锻炼应包括全身各个部位的运动，如上肢、下肢、头颈、躯干等。下面5个简单、实用的小动作，每天坚持做，对脑血管病患者康复十分有益。

1.锻炼颈部　患者取仰卧位，头部向后顶枕头，同时努力将颈肩部抬离床面。此锻炼可增加颈部的力量，为日后进行坐位训练打下良好基础。

2.锻炼肩关节　患者取仰卧位，将双手手指进行交叉，手指交叉时注意将患侧手的拇指放在外面，同时用健侧上肢带动患侧上肢，向上举过头顶，肘关节尽量保持伸直位。锻炼时可保持肩关节的正常活动范围。

3.锻炼腰部　患者取仰卧位，双手手指交叉，用健侧上肢带动患侧上肢，向两侧触碰病床的护栏。此运动可训练患者腰部的旋转能力，同时增加腰部的力量。

4.锻炼髋关节　患者上身保持仰卧位，将双下肢屈曲，由患者家属辅助，将双下肢并拢，分别向左右两侧倾斜。可保持髋关节的正常活动范围，此运动可锻炼腹肌及腰背肌力量。

5.锻炼臀部　家属先协助患者弯曲双腿，将其双脚踩在床上，患者努力将臀部抬离床面。此运动可锻炼患者的腰背肌力量。

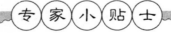

专　家　小　贴　士

　　患者在早期锻炼过程中，要保持正常呼吸，不宜用力憋气，以防止血压升高。做上肢运动时，应保持双上肢伸直。卧床期的患者，双腿不宜抬得太高，臀部稍离开床即可。

偏瘫患者如何练习行走

在这个老龄化时代，脑卒中似乎已成了家喻户晓的名词。与此同时，瘫痪也成了人们对脑卒中最深刻的印象。因此脑卒中后康复治疗的目标之一就是恢复患者的行走功能。那么，脑血管病偏瘫患者应如何练习行走呢？

脑血管病偏瘫患者练习走路最好借助足托和护膝的帮助，这样就能更安全有效地进行康复治疗。具体应进行以下训练：

1.屈膝运动　脑血管病患者刚开始训练走路时容易出现异常步态，如划圈步、足内翻、甩腿等，导致这种情况的主要原因是患者膝关节不能打弯。因此，做康复训练时，训练患者屈膝动作很重要。方法是让患者坐在一张稍高些的椅子上，两腿悬空，患腿前后甩动。当小腿向后甩至最高位置时，尽量悬空保持住，然后再向前甩。等小腿能持续悬空1～2分钟时，再做患脚踩地，膝盖向后屈伸的练习。膝盖如果向后屈伸能超过90°，就达到训练的要求了。

2.戴上足托，防止足内翻　膝盖能够打弯，就具备了走路的条件，然后就可以配个足托上路了。足托是踝关节的保护装置，可以穿在鞋里面，外面看不出来，其作用主要是防止足内翻和足下垂。

3.戴上护膝，防止膝过伸　脑血管病患者偏瘫后训练走路，许多人会出现患腿缺少屈膝动作，膝盖伸得过直现象，这种症状被称为"膝过伸"。如果膝过伸持续时间久了，就会引起膝关节过度磨损，从而造成畸形。要避免这种情况发生，最简单的方法是患腿戴个护膝，最好是棉制的，厚些，就可以解决问题了，或者患者走路时，患腿脚跟先落地，然后有意识地先屈一下膝盖，再抬脚向前走。要学习把身体的重量转移到患侧下肢上，学会将体重从一侧下肢转移至另一侧，并保持躯干和骨盆的稳定。开始时应使用四点手杖，注意重心必须交替着力于双腿上，不能单靠健侧腿。当用四点手杖应用自如时，就可以用单端手杖了。

4.练习上、下楼和走斜坡　开始训练时，患者两侧都需有可扶持物，以后逐渐过渡到一侧有扶手、另一侧用手杖，最后才能单独使用拐杖。训练上、下楼和走斜坡还有一个窍门即"上楼先迈好腿、下楼先迈坏腿"。

斜身左右旋转法，适用于半身不遂

姿势：取站姿或坐姿。

做法：患者正立或正坐，双脚自然分开与肩同宽，脚尖向前方，身体放松，两眼平视，调匀呼吸，宁神安静1～2分钟。接着以左脚跟为轴，将左脚的脚尖横向外侧，身体随之尽力向该侧旋转并向下倾斜，双手亦甩向该侧。接着交换两脚方向，右脚尖横向外侧，左脚尖恢复向前，身体和手亦旋转倾斜和甩向对侧，如此左右交替，各行14次。

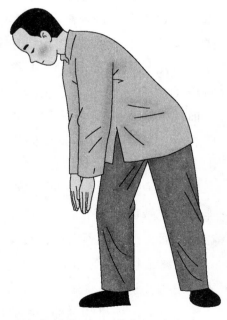

主治：此法适用于半身不遂，还可治大便秘结和脊背风冷。

提示：旋转时要以腰为轴，旋转速度可根据患者体质和病情掌握，通常开始时稍慢，以后逐渐加快。

蛤蟆行气法，脑卒中手足不遂最适用

姿势：取仰卧、俯卧两种交替进行。

做法：先正身仰卧，用左右两下肢交替屈曲，往前下方踢脚；然后改为俯卧式即以双膝和额部着地，两上肢屈时舒掌姿势，手掌向下，放于头部两侧，用左右下肢向后上方交替踢腿，仰俯踢脚均作闭气不息9次。

主治：此法用于脑卒中手足不遂。

提示：闭气不息即屏住气不呼吸，到极限时才慢慢吐出。

 ## 振腹法，适用于脑卒中手足不遂

姿势：取仰卧位。

做法：正身仰卧，躺好后将大腿和两膝靠拢，两小腿外展，腰部伸直，然后进行腹式呼吸，吸气时，腹壁鼓气，呼气时，腹壁内陷，深而短促有力，均用鼻，且一呼一吸为1次振腹。每次行功，振腹7次。

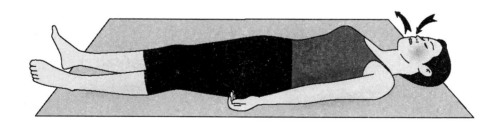

主治：此法用于脑卒中手足不遂。

提示：呼吸时要深长而缓慢，用鼻吸气用口呼气。一呼一吸掌握在15秒钟左右。即深吸气（鼓起肚子）3～5秒，屏息1秒，然后慢呼气（回缩肚子）3～5秒，屏息1秒。每次5～15分钟。做30分钟最好。

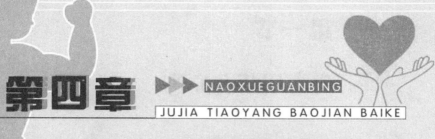

第四章 ▶▶▶

中药西药：合理用药是正道

饮食、运动的调养对脑血管病患者来说固然重要，但药物治疗更是不能忽视。脑血管病患者居家用药会面临一系列的问题——脑血管病患者的用药原则有哪些？如何用西药进行治疗？中成药有哪些？药茶疗法有哪些？药酒疗法有哪些？外用疗法有哪些？无论用中药还是西药，需要记住一点的是合理用药才是正道。

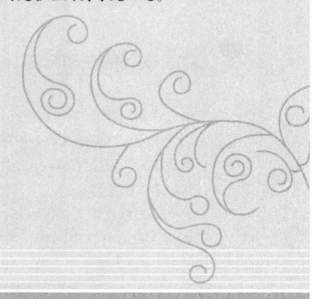

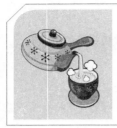

第一节

科学用药有原则

　　许多脑卒中患者虽然经抢救转危为安，但由于二次脑卒中却导致了死亡或后遗症难以恢复，从而给社会和家庭带来了众多的不利影响。有关的临床观察和统计结果表明，虽然引起脑卒中患者发生二次脑卒中的原因很多，如饮食习惯、情绪激动等，但最主要的原因却是服药不当或未能坚持服药，且至今仍有许多患者还未充分认识到脑卒中恢复期服药的重要性和相关的用药知识。众多的临床实践经验告诉我们，脑血管病恢复期患者不仅要继续用药，而且用药还必须坚持一定的原则。

 ## 遵医嘱坚持长期服药

　　脑卒中急性期如果能够及时治疗，且方法得当，则仅有极少部分患者会在15天内死亡，而绝大部分患者都能度过急性期，再经过1～3个月的积极治疗，即可获得基本痊愈，大都可以不留或仅留有轻微的后遗症，然后进入恢复期。

　　脑卒中患者的恢复期大都比较长，通常需要3～12个月。也就是说，如果脑卒中患者有言语不利、半身不遂、口角歪斜等症状，经过1年时间的治疗还不能基本恢复，那就是所谓的卒中后遗症了。因此，度过急性期的脑卒中患者仍然需要积极治疗1年时间，这一点是不容置疑的。那么，是不是1年以后就不用服药了呢？当然不是。根据临床资料统计，脑卒中在第1年内的复发率为25%～30%，第2年的复发率为17%～20%，第3年的复发率为20%～23%，第4年的复发率为15%～18%，第5年的复发率为5%～9%。由此可见，脑卒中患者的服药时间最好能坚持5年，而且应在医生指导下进行，这样脑卒中复发率就可以明显降低。

最好选用中成药

如今，去药品市场可以见到各种各样的治疗脑卒中的药物，品种繁多，令脑卒中患者及家属无从选择。许多人由于缺乏这方面的知识，往往只能从报纸、电视等媒体广告中选择药物，这种不能根据自身的具体情况盲目依据广告宣传用药的做法是非常不科学的，也是十分有害的。加上有些销售人员将一些保健品的作用夸大其词，不少患者损失了钱财还耽误了治疗。那么，脑卒中恢复期患者最好选择什么种类的药物呢？

从预防脑卒中复发和治疗后遗症的角度来讲，医学界无论是中医还是西医，比较一致地认为脑卒中恢复期患者还是选用中药制剂为好。当然，长期服用中药煎剂也有诸多不便，如每天都需要煎熬中药、每次的服用量比较大等。不过，随着中药制剂的不断发展，现在已有很多适合于脑卒中恢复期患者使用的中成药问世，如脑血栓片、中风回春丸、华佗再造丸、血栓心脉宁、大活络丹等。脑卒中患者应在医生的指导下，根据病情和体质等具体情况，有针对性地选择服用。必要时，还可配合使用一些有调补作用的中成药，如滋阴、温阳、益气、养血类药物，这样便可取得更加理想的治疗效果。

 ## 不能奢望有特效药

不少脑卒中患者及其家属求愈心切，总想能找到一种或几种治疗脑卒中的特效药，使用后能在短期内得到康复，或者有效防止复发，有些人甚至错误地认为进口药、贵重药就是特效药、好药，于是不惜一切代价给患者使用，结果也没见有什么特殊疗效。

其实，对于脑卒中患者来说，由于诱发脑卒中的病因非常复杂，有高血压、高脂血症、肥胖症、动脉硬化、糖尿病、颈椎病等，这些疾病都属于慢性病，其治疗也都需要有一个漫长的过程，所以脑卒中恢复期患者的用药也就比较复杂。因此，对于脑卒中恢复期患者，不可能有什么特效药能使其在短时间内获得痊愈，或者绝对防止脑卒中再次复发。

专 家 小 贴 士

脑卒中患者及其家属需要特别注意的是，患者在用药预防脑卒中复发和治疗后遗症的同时，不可忘记采取必要的措施控制血压、降低血脂和血黏度、控制血糖等容易引起脑卒中复发的原有疾病，只有这样，才能有效地预防脑卒中复发和治疗脑卒中后遗症。

不同病期应选择不同的药物

脑卒中先兆期、急性期和恢复期三个不同阶段应选择不同的药物及应对措施：

1.先兆期　脑卒中先兆期宜选用降低血压、降低血脂、软化动脉粥样硬化、改善微循环、扩张血管、抑制血小板聚集的药物，以预防脑卒中的发生。如果病情进一步加重，对脑缺血可应用溶栓、促进血管再通的药物，而脑出血则可用清除脑内血肿、降低颅内压的方法治疗。

2.急性期　在脑卒中急性期应迅速送往医院救治，千万不要延误。

3.恢复期　治疗脑卒中后遗症，任何药物都不可能产生"立竿见影"的效果，在恢复期要做好打持久战的思想准备。进行康复治疗是必不可少的，而在这个时期，主要是考虑如何对付"后遗症"的问题。由于脑卒中已经发生，若已完全形成脑血栓，虽经治疗血管也难以再通。同时，缺血部位的脑细胞已经受到严重损害，而脑出血时又会破坏脑细胞的结构，以致造成神经功能缺失，这给恢复期的治疗带来很大困难。此时治疗所选择的药物不仅要有溶栓、改善血流变、扩张血管、通血脉的作用，而且要有能对脑神经细胞起到保护、修复和激活作用的"三兼顾"药物，才能收到较理想的疗效，如华佗再造丸等。

脑血管病患者要慎用血管扩张剂

对于缺血性脑卒中的治疗，以往医者除溶栓、抗凝治疗外，还主张应用血管扩张剂改善大脑的血液循环。但随着医疗技术的发展，近年来，众多国内外学者建议将脑卒中后常规应用血管扩张剂这一治疗措施取消或不再作为首选治疗方法。为什么缺血性脑卒中（即急性脑梗死）要慎用血管扩张剂呢？

（1）血管扩张剂会使脑血流缓慢，局部淤血加重，血液渗漏至组织间隙中，进一步加重脑水肿。

（2）血管扩张有可能引起"颅内盗血"，加重脑水肿。也就是说，缺血性脑卒中后应用血管扩张剂不但不会增加梗死区及缺血区的血液供应，反而还会减少这些区域的血供，出现所谓盗血现象。

慎用血管扩张剂

（3）由于缺血及梗死区血液供应的减少和脑水肿的加重，还可能出现再灌注脑损伤的危险，临床表现为病情经治疗好转后，又再度加重，影响病情的恢复和患者的预后。据国内有关专家报道，急性脑血管病的再灌注脑损伤发生率高达20%，其中与大剂量使用血管扩张剂关系密切。

综上所述，脑卒中急性期应慎用血管扩张剂，尤其是重症脑卒中时最好不用血管扩张剂。待病情稳定转入恢复期后，再考虑使用血管扩张剂，如低分子右旋糖酐、丹参注射液、维脑路通（曲克芦丁）等。这些药物可能对促进神经损伤的恢复有益处。

预防脑血管病的药物有哪些

预防脑血管病的药物有很多，主要有以下几种。

◎ 维生素C

维生素C具有抗氧化作用，能够增强抗病能力，减少血中脂类物质，从而起到防治动脉粥样硬化，延缓衰老的作用。每日1次，每次100毫克。

◎维生素B₆

维生素B_6对人类长寿和健康极为有益。研究表明，当维生素B_6达到一定血浓度时，可与血小板表现蛋白质、纤维蛋白原及凝血酶等凝血物质结合，从而阻止血小板聚集，防血液凝固，延长凝血时间，使血栓不易形成。每日1次，每次10毫克。

◎维生素E

现代医学研究证明，维生素E是一种强大的、较为理想的抗氧化剂。它在体内能捕捉损坏生物膜的氧自由基，阻止脂褐质生成，故而能防治动脉粥样硬化，抗衰老以及预防心脏病变。每日1次，每次100毫克。

◎肠溶阿司匹林片

每日1次，每次75～100毫克。每日服用阿司匹林100～300毫克，能使脑血管病发病的风险降低，但只能降低14%左右。有溃疡病与其他出血问题的人要慎用。

◎改善脑血流量的药物

许多脑血管病患者在发生脑卒中前常有脑供血不足的症状。患有一过性脑供血不全的患者应及时、长期服药，以起到预防及治疗作用。这些药物有西比灵（氟桂利嗪）、脉通、复方丹参、维脑路通等。

◎防治高血压病的药物

血压高低与脑血管病的发病率及死亡率有密切关系。如果患有高血压而不治疗，或者断断续续地治疗，都易发生脑血管病。

高血压患者除了限制摄取食盐和运动疗法外，主要需要适当的降血压药物治疗。目前降血压药物很多，但切记要在医生指导下长期应用。

◎防治冠心病、控制糖尿病的药物

冠心病患者应服用潘生丁（双嘧达莫）、消心痛（异山梨酯）、肠溶阿司匹林等药物，可以防治冠心病及缺血性脑血管病。有糖尿病应按时就医，控制血糖。

◎防治动脉粥样硬化及血脂异常药物

血脂异常是引起动脉粥样硬化的主要原因，而动脉粥样硬化与脑血管病关系密切。防治血脂异常的方法有饮食疗法和调脂药。研究表明，他汀类药如辛伐他汀、普伐他汀等调脂药，也具有一定的防止脑血管病发病的作用。

治疗缺血性脑血管病应选择哪些药物

治疗缺血性脑血管病的药物多达几十种之多，现把这些药物归类介绍如下。

◎改善微循环、扩充血容量的药物

改善微循环、扩充血容量的药物如低分子右旋糖酐等。目前此类药用得较多，但是有心脏病的患者应慎用，否则可能会引起心力衰竭。

◎溶解血栓的药物

溶解血栓的药物如尿激酶等。应用此类药如果能达到溶解栓子的目的是最为理想的，可是全身静脉用药时往往需要大剂量，有时会造成出血的危险性。现在多向患者推荐使用介入治疗，就是通过导管把药物直接注入梗死的部位来溶解栓子，但采取此治疗方法的前后都要做一次脑血管造影，这本身就又有一定的危险性，何况介入治疗要求患者在得病后6小时内进行，有时往往已错过时机。

◎ 钙离子拮抗剂

钙离子拮抗剂如尼莫地平等。这类药物可以防止钙离子从细胞外流入细胞内，起到轻微扩张脑血管，保护脑细胞，增加脑细胞利用氧和葡萄糖等作用。

◎ 防止血小板凝聚的药

防止血小板凝聚的药如阿司匹林等。血小板的凝聚往往是脑血栓形成的开端，如果能有效地阻断血小板的凝聚，也许能防止血栓进一步形成。目前这类药物在世界上应用得十分广泛，但与其说是作为治疗药物还不如说是作为预防药物更为恰当，因为脑卒中的急性期使用这类药物效果并不理想。

◎ 抗凝治疗

抗凝治疗如肝素等。这类药物能防止血液凝固，但使用时要每天查凝血酶原时间和活动度，条件较差的医院无法进行。此外抗凝治疗也有出血的危险性。

◎ 中药类

中药的主要作用是活血化瘀，现在在国内应用极其广泛，不仅有口服药，还有静脉注射和肌肉注射药，使用很方便。

不能突然停服降压药

脑血管病患者伴有高血压者不乏其人，服用降压药物也是常有的事。但有一点应特别注意的是不要突然停药，这是因为长期服用降压药的患者，如果突然减量或停药，可使血压反跳而引起一系列反应，称为降压停药综合征。主要表现为血压突然急骤升高、头痛、头晕、乏力、出汗等；有的因血压突然升高并发心脑血管痉挛，导致心肌梗死、脑出血而危及生命。多数学者认为，其发病机制是由于部分降压药长期服用，可使机体产生耐药性和依赖性，突然停药可出现超射现象，血压反跳升高所致。

因此，脑血管病患者伴有高血压者不能突然停服降压药，即使停服，也应在医生的指导下进行。

 急性脑血管病患者不宜急于降压

高血压病是急性脑血管病发生的首要危险因素。脑血管病的发生和预后与高血压的程度及持续时间关系密切。脑血管病患者血压较高时，需降低治疗，但决不可骤降血压。这是因为：

（1）人体的动脉血压是血液流向各组织器官的动力，对保障身体各组织器官需要的血流量具有重要意义。如果血压骤降，全身各组织器官的供血量都将不足，尤其是心、脑、肝、肾等重要器官，可因缺血缺氧而发生功能障碍，甚至造成严重后果。通常情况下，收缩压只能降1/4～1/5，舒张压降至100～110毫米汞柱或恢复到发病前的水平。舒张压较低，脉压过大的脑血管病患者，不宜服用降压药。

（2）老年急性脑血管病患者除本身原有高血压外，发病时血压升高，有相当多的是反射性引起的，是机体为保证大脑血流有效灌注的代偿性反应。如果在脑血管病的急性期过早地、大幅度地降低血压，势必会减少病变脑组织的血液供应，使出血或梗死灶范围进一步扩大，从而加重病情。反射性高血压经使用呋塞米、甘露醇等脱水剂，颅内压降低后，几天内血压便会自然下降。因此，对老年急性脑血管病患者，如果不存在严重的冠心病、高血压危象、心力衰竭等病症者，最初数日可允许血压保持在220/100毫米汞柱，而不必积极进行降压治疗。

 ## 高血压患者睡前应慎服降压药

有些高血压患者习惯睡前服用降压药，以为服药后血压下降，可以舒舒服服地睡一觉。殊不知，睡前服用降压药是不科学的，容易使脑血管病加重，并可诱发心绞痛和心肌梗死。

由于人体在"生物钟"的作用下，血压24小时内波动很大。人在入睡后机体大部分处于休息状态，新陈代谢减慢，血压也相应降低，至睡后2小时即降至20%左右。如果患者在睡前服用降压药，两小时后也正是药物的高效期，这可导致血压大幅度下降，血流缓慢，脑组织供血不足，血液中的某些凝血物质，如血小板、纤维蛋白原等，也极易黏附在血管内膜上，聚积成凝块。特别是老年人有动脉粥样硬化时，血管内膜粗糙，则更易形成栓子阻塞脑血管而发生缺血性脑血管病。而且血压大幅度下降，也常引起心肌供血不足，诱发心绞痛和心肌梗死。

因此，脑血管病患者伴有高血压时。一定要在规定的时间服用降压药，除已知血压过高外，应避免睡前服降压药，可将每天的末次服药，安排在睡前3～4小时。

服药时间的选择应科学恰当

1.降压药　降压注意按血压"二峰一谷"规律服药：上午8～10点，下午4～6点为"峰"，夜里1～3点为"谷"。服降压药：早晨6～7点，下午2～3点。24小时长效药最好固定在早晨起床后服。

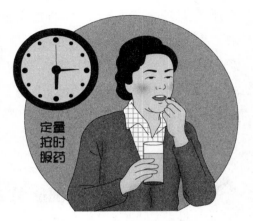

定量按时服药

2.降糖药　降糖药须严格遵守各自服法：磺脲类饭前半小时服（瑞易宁早餐前或后，伊瑞第一餐前即刻吞服）；双胍类餐后服；糖苷酶抑制剂与第一口饭同服；非磺脲类药在餐前10～15分钟服（无餐不服）；增敏剂餐前或餐时服。

3.降脂药　他汀类药应于晚间1次顿服或分早、晚2次服用。

中医分型论治脑血管病

中医治疗脑卒中疗效佳，是目前治疗脑卒中及其后遗症的安全有效的方法。中医分型论治脑血管病方法如下：

◎气血两虚型

症状　肢体缓纵无力，或见苍白肿胀，面色无华，少气懒言，声低气怯，或畏风自汗，舌质淡白，舌边有齿痕，脉细弱。

方药　川芎、白芍、人参、白术、甘草各10克，当归、熟地、茯苓各15克。水煎服，一日3次。疗程谨遵医嘱。

◎ 气虚血瘀型

症状　肢体缓纵不举，或见挛卷，或见疼痛，舌质淡或紫暗，舌有瘀斑，舌苔薄白，脉沉细或涩。

方药　生黄芪30克，桃仁、赤芍、川芎、当归、炙地龙、红花各15克。水煎服，一日3次。疗程谨遵医嘱。

◎ 气滞经络型

症状　肢体瘫痪或口眼歪斜，胸胁胀满，叹息为快，脘腹满闷，舌质淡红，舌苔薄白，脉弦。

方药　白芷、乌药、人参、白术、青皮各10克，陈皮、茯苓各15克，甘草8克。水煎服，一日3次。疗程谨遵医嘱。

◎ 肝风挟痰型

症状　半身不遂，口眼歪斜，头晕或头痛，急躁易怒，或见多痰，肢体麻木，舌红苔白腻，脉弦或滑。

方药　白术、茯苓、天麻、橘红各15克，半夏、甘草各10克，生姜3片，大枣3枚。水煎服，一日3次。疗程谨遵医嘱。

◎ 风中经络型

症状　半身不遂，口眼歪斜，肌肤不仁，发热恶寒，舌质淡红，舌苔薄白，脉滑或弦。

方药　肉桂6克，炮附子、麻黄各5克，防风、防己、当归各12克，人参、川芎、白芍、杏仁、黄芪、甘草各10克，生姜5片。水煎服，一日3次。疗程谨遵医嘱。

◎邪热壅盛型

症状 半身不遂，口眼歪斜，面色潮红，口渴喜冷饮，小便赤黄，舌红苔黄，脉数有力。

方药 菊花、川芎、白芍、白术、桔梗、荆芥穗、连翘、黄芩、寒水石各10克，当归、石膏各15克，薄荷、砂仁、滑石、大黄各5克。水煎服，一日3次。疗程谨遵医嘱。

◎气虚痰阻型

症状 半身不遂，口眼歪斜，面色萎黄，语言謇涩，痰稀而白，或见头晕目眩，舌质淡有齿痕，舌苔白滑或腻，脉滑或弦。

方药 人参、甘草各10克，白术、茯苓、陈皮各15克，竹茹、半夏、胆南星各15克。水煎服，一日3次。疗程谨遵医嘱。

◎腑气不通型

症状 半身不遂，口眼歪斜，脘腹满闷，大便秘结，小便赤黄，或见头晕烦躁，舌红，舌苔黄或腻，脉滑或弦。

方药 枳实、厚朴、大黄、甘草各10克。水煎服，一日3次。疗程谨遵医嘱。

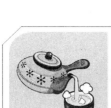

第二节

西药疗法

治疗脑血管病的西药有很多，主要有盐酸氟桂利嗪胶囊、桂利嗪片、尼莫地平片、尼莫地平缓释片、盐酸吡硫醇片、吡拉西坦片等。脑血管病患者在服用这些西药时，应掌握其商品名称、性状、适应证、用法用量、禁忌、注意事项、相互作用、孕妇及哺乳期妇女用药、儿童用药、老人用药等方面，从而做到合理用药。

 ## 盐酸氟桂利嗪胶囊

药品名　西比灵

性　状　本品为胶囊剂。

适应证　脑血供不足，椎动脉缺血，脑血栓形成后等；耳鸣，脑晕；偏头痛预防；癫痫辅助治疗。

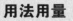 **用法用量**

①包括椎基地底动脉供血不全在内的中枢性眩晕及外周性眩晕，氟桂利嗪每日10～20毫克，2～8周为1疗程。②特发性耳鸣者，氟桂利嗪10毫克，每晚1次，10天为1个疗程。③间歇性跛行，氟桂利嗪每日10～20毫克。④偏头痛

预防，氟桂利嗪5~10毫克，每日两次。⑤脑动脉硬化，脑梗死恢复期；氟桂利嗪每日5~10毫克。

　　禁忌　有本药物过敏史，或有抑郁症病史时，禁用此药，急性脑出血性疾病忌用。

注意事项

　　①用药后疲惫症状逐步加重者应当减量或停药。②严格控制药物应用剂量，当应用维持剂量达不到治疗效果或长期应用出现锥体外系症状时，应当减量或停服药。③患有帕金森病等锥体外系疾病时，应当慎用本制剂。④驾驶员和机械操作者慎用，以免发生意外。

相互作用

　　①与酒精、催眠药或镇静药合用时，加重镇静作用。②与苯妥英钠、卡马西平联合应用时，可以降低氟桂利嗪的血药浓度。③放射治疗患者合用氟桂利嗪，可提高对肿瘤细胞的杀伤力。④在应用抗癫痫药物治疗的基础上加用氟桂利嗪可以提高抗癫痫效果。

　　孕妇及哺乳期妇女用药：由于本药能透过胎盘屏障，且可随乳汁分泌，虽尚无致畸和对胚胎发育影响的报告，但原则上孕妇和哺乳妇女不用此药。

　　儿童用药：由于本药能透过血脑屏障，有明确的中枢神经系统不良反应且儿童中枢神经系统对药物的反应敏感；代谢机能相对较弱，目前虽无详细的儿童用药研究资料，原则上儿童慎用或忌用此药。

　　老人用药：由于老年患者神经系统较敏感，代谢能力较弱，在给药剂量上应酌情减少。

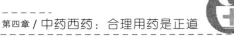

桂利嗪片

药品名　桂利嗪片

性　状　本品为白色或类白色片。

适应证　用于脑血栓形成、脑栓塞、脑动脉硬化、脑出血恢复期、蛛网膜下腔出血恢复期、脑外伤后遗症、内耳眩晕症、冠状动脉硬化及由于末梢循环不良引起的疾病等治疗。近年来有关文献报道，本品可用于慢性荨麻疹、老年性皮肤瘙痒等过敏性皮肤病。

用法用量

口　服　每次25～50毫克（1～2片），每日3次。

禁　忌　本药品过敏史，或有抑郁症病史的患者禁用此药。

注意事项

①疲惫症状逐步加重者应当减量或停药。②严格控制药物应用剂量，当应用维持剂量达不到治疗效果或长期应用出现锥体外系症状时，应当减量或停服药。③患有帕金森病等锥体外系疾病时，应当慎用本制剂。④驾驶员和机械操作者慎用，以免发生意外。

相互作用

①与酒精、催眠药或镇静药合用时，加重镇静作用。②与苯妥英钠、卡马西平联合应用时，可以降低桂利嗪的血药浓度。

孕妇及哺乳期妇女用药：由于本制剂随乳汁分泌，虽然尚无致畸和对胚胎发育有影响的研究报告，但原则上孕妇和哺乳期妇女不用此药。

 尼莫地平片

药品名　尼达尔

性　状　黄色薄膜衣片。

适应证　适用于各种原因的蛛网膜下隙出血后的脑血管痉挛和急性脑血管病恢复期的血液循环改善。

用法用量

口　服　急性脑血管病恢复期，一次30～40毫克，一日4次，或每4小时1次。

注意事项

①脑水肿及颅内压增高患者须慎用。②尼莫地平的代谢产物具有毒性反应，肝功能损害者应当慎用。③本品可引起血压的降低。在高血压合并蛛网膜下隙出血或脑卒中患者中，应注意减少或暂时停用降血压药物，或减少本品的用药剂量。④可产生假性肠梗阻，表现为腹胀、肠鸣音减弱。当出现上述症状时应当减少用药剂量和保持观察。⑤避免与β-阻断剂或其他钙拮抗剂合用。

相互作用

①与其他作用于心血管的钙离子拮抗剂联合应用时可增加其他钙离子拮抗剂的效用。②当尼莫地平90毫克/日与西咪替丁1000毫克/日联合应用1周以上者，尼莫地平血药浓度可增加

50%，这可能与肝内细胞色素P450被西咪替丁抑制了尼莫地平代谢有关。

孕妇及哺乳期妇女用药。①药物可由乳汁分泌，哺乳妇女不宜应用。②动物实验提示本品具有致畸性。

 尼莫地平缓释片

药品名　尔平

性　状　本品为淡黄色片，无臭、无味，对光不够稳定。

适应证　用于缺血性脑血管病、偏头痛、轻度蛛网膜下腔出血所致脑血管痉挛、突发性耳聋及轻中度高血压。

用法用量

口　服　一次60～120毫克，一日2次。

禁　忌　严重肝功能损害的患者禁用。不推荐尼莫地平与抗癫痫药物同时服用。

尼莫地平缓释片

注意事项

①脑水肿及颅内压增高患者须慎用。②本品的代谢产物具有毒性反应，肝功能损害者应当慎用。③本品可引起血压的降低。在高血压合并蛛网膜下腔出血或脑卒中患者中，应注意减少或暂时停用降血压药物，或减少本品的用药剂量。④可产生假性肠梗阻，表现为腹胀、肠鸣音减弱。当出现上述症状时应当减少用药剂量和保持观察。⑤避免与β-阻断剂或其他钙拮抗剂合用。⑥肾功能严重损

害者慎用。⑦动物实验提示本品具有致畸性。

相互作用

①与其他作用于心血管的钙拮抗剂联合应用时可增加其他钙拮抗剂的效用。②当尼莫地平90毫克/天与西咪替丁1000毫克/天联合应用1周以上者，尼莫地平血药浓度可增加50%，这可能与后者抑制肝内细胞色素P450活性有关。

孕妇及哺乳期妇女用药：药物可由乳汁分泌，哺乳妇女不宜应用。

吡拉西坦片

药品名 吡拉西坦片

性　状 本品为白色片。

适应证 适用于急、慢性脑血管病、脑外伤、各种中毒性脑病等多种原因所致的记忆减退及轻、中度脑功能障碍。也可用于儿童智能发育迟缓。

用法用量

口 服：每次0.8～1.6克(2～4片)，每日3次，4～8周为1疗程。儿童用量减半。

不良反应 消化道不良反应常见有恶心、腹部不适、纳差、腹胀、腹痛等，症状的轻重与服药剂量直接相关。中枢神经系统不良反应包括兴奋、易激动、头晕、头痛和失眠等，但症状轻微，且与服用剂量大小无关。停药后以上症状消失。偶见轻度肝功能损害，表现为轻度转氨酶升高，但与药物剂量无关。

禁　忌 锥体外系疾病，Huntington舞蹈症者禁用本品，以免加重症状。

注意事项

肝肾功能障碍者慎用并应适当减少剂量。

相互作用

本品与华法林联合应用时，可延长凝血酶原时间，可诱导血小板聚集的抑制。在接受抗凝治疗的患者中，同时应用吡拉西坦时应特别注意凝血时间，防止出血危险，并调整抗凝治疗的药物剂量和用法。

孕妇及哺乳期妇女用药：本品易通过胎盘屏障，故孕妇禁用；哺乳期妇女用药指征尚不明确。

儿童用药：新生儿禁用。

 盐酸吡硫醇片

药品名　盐酸吡硫醇片

性　状　本品为白色、类白色片或糖衣片。

适应证　本品适用于脑外伤后遗症、脑炎及脑膜炎后遗症等的头晕胀痛、失眠、记忆力减退、注意力不集中、情绪变化的改善；亦用于脑动脉硬化、老年痴呆性精神症状等。

用法用量

口　服　成人每次0.1～0.2克（1～2片），1日3次。儿童每次0.05～0.1克（1/2～1片），1日3次。

不良反应　偶可引起恶心、皮疹等，停药后即可恢复。

注意事项

孕妇及哺乳期妇女用药：因动物实验有引起第二代动物唇裂的倾向，故孕妇、哺乳期妇女不应服用。

老人用药：尚不明确。

 甲磺酸倍他司汀片

药品名　敏使朗

性　状　本品为白色片。

适应证　下列疾病伴发的眩晕、头晕感。梅尼埃病、梅尼埃综合征、眩晕症。

用法用量

口　服　通常成人一次1～2片(甲磺酸倍他司汀一次量6～12毫克)，一日3次，饭后口服，可视年龄、症状酌情增减。

禁　忌　禁用于对甲磺酸倍他司汀或处方中任何辅料有过敏史的患者。

注意事项

对下列患者需慎重给药：①有消化道溃疡史者或活动期消化道溃疡的患者。②支气管哮喘的患者。③肾上腺髓质瘤患者。(由于本品具有组胺样作用，可能会导致肾上腺素分泌过度而使血压上升)。

孕妇及哺乳期妇女用药：对孕妇及可能妊娠的妇女，在治疗上只

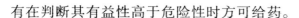

有在判断其有益性高于危险性时方可给药。

儿童用药：对儿童用药的安全性尚未确立（使用经验不足）。

老人用药：一般情况下，因老年人的生理代谢功能有所降低，故需注意减量服用。

 盐酸乙哌立松片

药品名　宜宇

性　状　本品为白色或类白色片。

适应证　中枢性肌肉松弛药。用于改善下列疾病的肌紧张状态：颈背肩臂综合征，肩周炎，腰痛症；用于改善下列疾病所致的痉挛性麻痹：脑血管障碍，痉挛性脊髓麻痹，颈椎病，手术后遗症（包括脑、脊髓肿瘤），外伤后遗症（脊髓损伤、头部外伤），

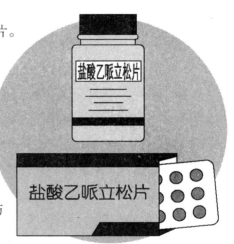

肌萎缩性侧索硬化症，婴儿大脑性轻瘫，脊髓小脑变性症，脊髓血管障碍，亚急性脊髓神经症（SMON）及其他脑脊髓疾病。

用法用量

饭后口服　通常成人一次1片，一日3次。或遵医嘱。

禁　忌　严重肝、肾功能障碍者、伴有休克者禁用。

注意事项

①出现四肢无力、站立不稳、嗜睡等症状时，应减少或停止用

药。②用药期间不宜从事驾驶车辆等危险性机械操作。③用药期间应注意观察血压、肝功能、肾功能与血象的情况。

相互作用

类似药物盐酸甲苯哌丙酮在与甲氧卡巴莫合用时，曾有眼调节障碍的报道。

孕妇及哺乳期妇女用药：①对孕妇及可能怀孕的妇女，应在判断其在治疗上的益处高于风险时，方可用药。②哺乳期妇女应避免用药，必须用药时，应停止哺乳。

儿童用药：本品在儿童的安全性尚未确立（使用经验不足）

老人用药：一般情况下老年患者的生理功能有所降低，故应采取减量和加强观察等措施。

 盐酸曲美他嗪片

药品名　万爽力
性　状　本品为薄膜衣片，除去薄膜衣后呈白色。
适应证　心绞痛发作的预防性治疗。眩晕和耳鸣的辅助性对症治疗。

用法用量

口　服　每日3次，每次1片，三餐时服用。

禁　忌　对药品任一组分过敏者禁用。哺乳期通常不推荐使用（参照孕妇及哺乳期妇女用药）。

相互作用

为避免不同药物之间可能的相互作用，必须将你接受的其他治疗告知你的医生或药剂师。

孕妇及哺乳期妇女用药：动物实验没有提示致畸作用，但是由于缺乏临床资料，致畸的危险不能排除。因此，从安全的角度考虑，最好避免在妊娠期间服用该药物。由于缺乏通过乳汁分泌的资料，建议治疗期间不要哺乳。

多巴丝肼片

药品名　美多芭

适应证　适用于帕金森病(原发性震颤麻痹)以及脑炎后、动脉硬化性或中毒性帕金森综合征。

用法用量

口　服　成人常用量，第一周一次125毫克，一日2次。其后每隔一周，每日增加125毫克，一般每日量不得超过1克，分3～4次服用。

注意事项

下列情况应慎用：①支气管哮喘、肺气肿及其他严重的疾病。②严重的心血管疾病。③有惊厥病或病史者。④糖尿病及其他内分泌疾病，如影响下丘脑或垂体的功能。⑤闭角型青光眼或有倾向者。⑥肝、肾功能障碍。⑦有黑色素瘤病史或怀疑者。⑧心肌梗死史及遗留有心律失常者。⑨精神患者。⑩有尿潴留者。

相互作用

①外周多巴脱羧酶抑制剂如卡比多巴在脑外(外周)抑制左旋多巴脱羧成DA，使血中有更多的左旋多巴进入脑内脱羧成DA，因而左旋多巴用量可减少75%。②金刚烷胺、苯扎托品、丙环定或苯海索与本品同用时，可加强左旋多巴的疗效，但有精神病史者不主张同用。③制酸药，特别是含有钙、镁或碳酸氢钠的药，与本品同用时可增加左旋多巴的吸收，尤其是胃排空缓慢的患者。④乙内酰脲类抗惊厥药如苯妥英或苯二氮类等，与本品同用时，可减低左旋多巴的疗效；乙内酰脲类抗惊厥药可促进左旋多巴的代谢，同用时左旋多巴的疗效减弱；氟哌利多(Droperidol)、氟哌啶醇、洛沙平(Loxapine)、罂粟碱、吩噻嗪类及硫杂蒽类能阻滞脑中DA受体，可引起锥体外系症状，因而可加重帕金森病的症状，并对抗左旋多巴的疗效；萝芙木等可耗竭脑中DA，因而可对抗左旋多巴的疗效。⑤溴隐亭可加强左旋多巴的疗效。⑥与甲基多巴同用时，可改变左旋多巴的抗帕金森作用，并产生中枢神经系统的毒性作用，促使精神病等发作。⑦甲氧氯普胺(胃复安)与本品同用时，可加快左旋多巴自胃中排空，因而可增加小肠对左旋多巴的吸收量或(和)速度。⑧单胺氧化酶(MAO)抑制药中如呋喃唑酮及丙卡巴肼(Procarbazine)禁止与左旋多巴同用，以免引起高血压危象，在用左旋多巴前应先停用MAO抑制药2～4周。⑨禁与维生素B_6同用。⑩降压药与本品同用时，可加强本品的降压作用。⑪司来吉兰与美多巴同用时，可增加左旋多巴诱发的异动症、恶心、直立性低血压、精神错乱及幻觉等。

常用的扩张血管药物

1.烟酸　烟酸具有扩张脑血管、增加血流量、促进神经细胞代谢和降低胆固醇的作用。常用量50～100毫克，1日3次口服，或200～300毫克加入5%葡萄糖500毫升内静脉滴注，每日1次，7～10天为1个疗程。

2.钙通道阻滞剂　钙通道阻滞剂如脑益嗪（桂利嗪）、氟桂嗪、尼莫地平等，能作用于细胞膜上的钙通道，阻止钙离子进入细胞内，解除血管平滑肌痉挛而起到扩张血管作用。并可选择性地作用于脑血管，增加脑血流量，改善脑部微循环。常用量：脑益嗪25～50毫克，每日3次口服；氟桂嗪8～12毫克，每晚服1次；尼莫地平20～40毫克，每日3次，口服。

3.培他定　培他定有较强的扩张脑血管，改善脑血液循环，提高脑血流量的作用。尤其对椎基底动脉系统扩张作用更强。常用量4～8毫克，每日3次，口服。

4.碳酸氢钠　碳酸氢钠可使血液中二氧化碳浓度增高，造成代谢性碱血症而使血管扩张，增加脑血流量，改善脑缺血。常用量5%碳酸氢钠250毫升静脉滴注，每日1次，7～10天为1个疗程。

5.卡兰片　卡兰片可使血管平滑肌松弛，增加脑血流量，降低血液黏稠度和抑制血小板聚集。常用量5毫克，每日3次，口服。

6.维脑路通　维脑路通具有抑制血小板和红细胞聚集，降低毛细血管通透性和脆性，改善脑循环等作用。常用量200～300毫克，每日3次，口服，或400～600毫克加入5%～10%葡萄糖500毫升中静脉滴注，每日1次，10～15天为1个疗程。

7.盐酸罂粟碱　盐酸罂粟碱对平滑肌有舒张作用，尤其是对脑血管有直接扩张作用。亦可降低外周血管阻力和脑血管阻力，增加脑血流量，改善脑血氧供应。常用量30～60毫克，每日3次口服，或60～90毫克加入5%葡萄糖500毫升内静脉滴注，每日1次，7～10天为1疗程。

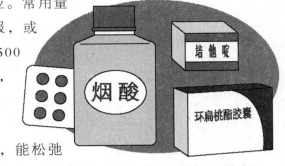

8.环扁桃酯〔抗栓丸〕

环扁桃酯作用类似罂粟碱，能松弛血管平滑肌，扩张脑、肾、冠状动脉和四肢血管，增加血流量，改善微循环。其作用较温和、持久。常用量100～200毫克，每日3次，口服。

 ## 常用的脑代谢活化药物

临床上常用的脑代谢活化剂有以下几种：

1.脑复康　脑复康（吡拉西坦）能增进大脑磷质的代谢和atp转换，刺激大脑核糖核酸和蛋白质合成，增强脑皮质对缺氧的耐受能力，降低脑血管阻力，增加脑血流量。常用量每次0.8～1.6克，每日3次口服。

2.脑复新　脑复新（吡硫醇）是维生素B_6衍生物，能促进脑内葡萄糖及氨基酸的代谢，调整血流量。常用量0.1～0.2克，每日3次，口服。

3.三磷腺苷　三磷腺苷是一种高能化合物，分解后可释放能量供给机体，并能增加脑血流量，促进蛋白质合成，使受损而未死亡的神经细胞功能恢复。常用量20～40毫克，每日3次口服，20毫克肌注，每日1～2次；40～60毫克加入10%葡萄糖500毫升静脉滴注。

4.胞磷胆碱　胞磷胆碱为核苷酸中间代谢产物，能促进卵磷脂的生物合成，对抗磷脂酶α2，阻止花生四烯酸释放，消除游离的脂肪酸，并具有增强脑细胞代谢和调节神经功能的作用。常用量0.5～1.0克加入5%葡萄糖500毫升内静脉滴注，每日1次，或每次0.25克，肌注，每日1～2次。

5.γ-氨酪酸　γ-氨酪酸是脑内一种神经介质，能提高葡萄糖磷酸化酶的活性，增强组织代谢活动，改善脑循环，增加脑血流量和脑耗氧量。常用量0.5～1克，每日3次，口服。

6.喜德镇（又名海特琴）　喜德镇是一种脑代谢增强剂，具有增强脑神经细胞新陈代谢，补偿神经介质的不足和改善脑循环的作用。常用量1～2毫克，每日3次，3个月为1个疗程。

7.都可喜　都可喜具有增强肺泡与毛细血管的气体交换，提高脑组织供氧，对抗脑组织缺氧，改善脑循环和脑功能的作用。常用量，每次1片，每日早、晚各1次，疗程不限。该药作用缓慢，服药1个月后症状多能明显改善。

8.脑活素　脑活素是一种氨基酸混合物，其作用能改善脑内神经介质和酶的活性，增加脑对葡萄糖的利用，改善脑细胞的缺氧病理状态，促进脑细胞功能的恢复。常用量每次10～30毫升，加入生理盐水250毫升内，缓慢静滴，每日1次，10～20天为1个疗程。

9.辅酶a　辅酶a是乙酰化反应的辅酶，对糖、脂肪及蛋白质三大供能要素的代谢起重要作用，常用量100单位，肌注或静滴均可。

10.细胞色素c　细胞色素c是存在于动物组织内的色素蛋白体。属于铁—卟吩酚系。是应用已久的脑代谢活代剂。在缺氧时，由于细胞膜通透性增加，它能进入细胞，直接参加线粒体内呼吸链，起电子传递体作用，加强细胞呼吸。并能增加脑对氧的利用率和葡萄糖消耗量，从而改善因脑血流障碍所引起的意识障碍，并可促进偏瘫症状恢复。常用量15～30毫克加入25%葡萄糖20毫升静注，或加入10%葡萄糖中静脉点滴，每日1～2次。

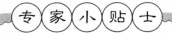

专家小贴士

　　脑血管病患者在恢复期时，除应进行必要的理疗和功能锻炼外，配合应用脑代谢活化药物，以提高脑细胞对氧和葡萄糖的利用，改善和减轻脑组织由于缺血缺氧所造成的神经功能障碍，促进脑功能恢复有一定的作用。

 ## 常用的脱水剂有哪些

　　脑血管病患者常常伴有脑水肿，尤其是脑出血患者更为明显，如果不及时治疗可能使病情加重，甚至发生脑疝，危及生命。因此，为了消除脑水肿，可根据病情选择脱水剂。脱水剂按其药理作用不同，临床上可分为以下3类。

　　1.利尿剂　利尿剂主要是通过利尿作用使机体脱水，从而间接地使脑组织脱水。同时，还可抑制钠离子进入正常和损伤的脑组织与脑脊液，降低脑脊液的形成速率，减轻脑水肿。利尿剂主要有双氢克尿噻、呋塞米、利尿酸钠、氨苯蝶啶等，这类药物以呋塞米和双氢克尿噻较为常用。

　　2.肾上腺皮质激素　肾上腺皮质激素具有良好的利尿作用，且作用温和而持久。尤其适用于全身应激功能低下或伴有休克现

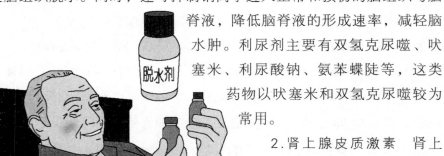

象的患者。常用药物有地塞米松和氢化可的松。但由于地塞米松可引起血糖增高和消化道出血，所以，对脑血管病合并糖尿病者，应慎用。

3.高渗脱水剂 高渗脱水剂输入人体后，可提高渗透压，使之高于脑组织，造成血浆与脑组织之间的渗压梯度，水就逆渗压梯度移动，从脑组织移入血浆，使脑组织脱水，颅内压降低。这类药物主要包括20％甘露醇、30％山梨醇、尿素、高渗葡萄糖等。临床上以20％甘露醇和50％葡萄糖较常用。

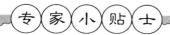

　　由于甘露醇在体内的代谢产物可转化为葡萄糖，所以，对于糖尿病合并脑血管病的患者，应慎用。

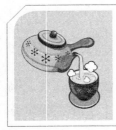

第三节

中成药疗法

中成药是脑血管病患者的最佳选择，治疗脑血管病的中成药有很多，如人参再造丸、大活络丸、散风活络丸、愈风丹、中风回春片、华佗再造丸、抗栓再造丸等。脑血管病患者在服用这些中成药时，应了解其功效、成分、规格及用法，以做到合理、安全用药。

人参再造丸

功　效　益气养血，祛风化痰，活血通络。用于气虚血瘀、风痰阻络所致的脑卒中，症见口舌歪斜、半身不遂、手足麻木、疼痛、拘挛、言语不清。

成　分　人参（去芦）、蕲蛇（黄酒浸制）、三七、制何首乌、天麻、麝香、牛黄、沉香、冰片、黄连、大黄、朱砂（水飞）等56味。

规　格　每丸重3克。

用　法　口服，一次1丸，一日2次。

大活络丸

功　效　祛风，舒筋，活络，除湿。用于风寒湿痹引起的脑血管病，症见肢体疼痛、手足麻木、筋脉拘挛、脑卒中瘫痪、口眼歪斜、半身不遂、言语不清。

成　分　蕲蛇（酒制）、制草乌、豹骨（制）、人工牛黄、乌梢蛇（酒制）、天麻、熟大黄、麝香、血竭、熟地黄、天南星（制）、水牛角浓缩粉等50味。

规　格　每丸重3.6克。

用　法　温黄酒或温开水送服，一次1～2丸，一日2次。

 ## 散风活络丸

功　效　祛风化痰，舒筋活络。用于风痰阻络引起的脑卒中瘫痪、口眼歪斜、半身不遂、腰腿疼痛、手足麻木、筋脉拘挛、行步艰难。

成　分　乌梢蛇（酒炙）、草乌（甘草银花炙）、附子（炙）、威灵仙（酒炙）、防风、麻黄、海风藤、细辛、白附子（酒炙）、胆南星（酒炙）、蜈蚣、地龙等34味。

规　格　每100丸重15克。

用　法　用温黄酒或温开水送服，一次15丸，一日1～2次。

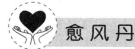 ## 愈风丹

功　效　祛风散寒，活血止痛。用于脑血管病，症见半身不遂、腰腿疼痛、手足麻木、偏正头痛、风寒湿痹。

成　分　制川乌、制草乌、苍术、白芷、当归、天麻、防风、荆芥穗、麻黄、石斛、制何首乌、羌活、独活、甘草、川芎。

规　格　每丸重6克。

用　法　口服。一次1丸，一日2次。

中风回春片

功　效　活血化瘀，舒筋通络。用于痰淤阻络，脑卒中偏瘫、半身不遂、肢体麻木。

成　分　当归（酒制）、川芎（酒制）、红花、桃仁、鸡血藤、土鳖虫（炒）、僵蚕（麸炒）、丹参、木瓜、忍冬藤、地龙（炒）、茺蔚子（炒）、川牛膝、全蝎、蜈蚣、伸筋草、威灵仙（酒制）、络石藤、金钱白花蛇。

规　格　12片×5板。

用　法　口服，一次4～6片，一日3次；或遵医嘱。

 ## 华佗再造丸

功　效　活血化瘀，化痰通络，行气止痛。用于瘀血或痰湿闭阻引起的脑血管疾病。

成　分　当归、川芎、冰片、白芍、红参、五味子、马钱子、红花、南星等。

规　格　瓶装，每瓶装80克或每瓶装120克；袋装，每袋装8克。

用　法　口服。4～8克/次，2～3次/日。重症8～16克/次，或遵医嘱。

 ## 抗栓再造丸

功　效　活血化瘀，舒筋通络，熄风镇痛。用于脑卒中后遗症恢复期的手足麻木、步履艰难、瘫痪、口眼歪斜、言语不清。

成　分　黄芪、三七、穿山龙、桃仁、草豆蔻、红参、丹参、当归、红花、天麻、穿山甲、牛黄、水蛭、麝香、地龙、全蝎、乌梢蛇、土鳖虫、苏合香、葛根、朱砂、牛膝、细辛、甘草、胆南星、冰片、大黄、何首乌、威灵仙等29味。

规　格　每丸3克（60粒左右水丸），每小盒5丸，每大盒2小盒，5大盒一周期。

用　法　口服，一次3克（1大丸），一日3次。

偏瘫复原丸

功　效　补气活血，祛风化痰。用于气虚血瘀、风痰阻络引起的脑卒中瘫痪、半身不遂、口眼歪斜、痰盛气亏、言语不清、足膝水肿、行步艰难、筋骨疼痛、手足拘挛。

成　分　人参、黄芪、三七、丹参、川芎、当归、地龙、全蝎、天麻、威灵仙、僵蚕（炒）、白附子（矾炙）等35味。

规　格　每丸重9克。

用　法　用温开水或温黄酒送服。一次1丸，一日2次。

脉络通颗粒

功　效　益气活血，化瘀止痛。适用于脑卒中引起的肢体麻木、半身不遂等症，胸痹引起的心胸疼痛、胸闷气短、头痛眩晕及冠心病、心绞痛具有上述诸症。

成　分　党参、当归、地龙、丹参、红花、木贼、葛根、槐米、山楂、川芎、维生素C、柠檬酸、碳酸氢钠。

规　格　6克/袋。

用　法　开水冲服，搅匀后服用，每次6克，一日3次。

 安宫牛黄丸

功　效　清热解毒，镇惊开窍。用于脑卒中昏迷及脑炎、脑膜炎、脑出血、败血症见上述症候者。

成　分　牛黄、水牛角浓缩粉、麝香、珍珠、朱砂、雄黄、黄连、黄芩、栀子、郁金、冰片。

规　格　每丸重3克。

用　法　口服，一次1丸，一日1次；小儿三岁以内一次1/4丸，四岁至六岁一次1/2丸，一日1次；或遵医嘱。

 醒脑再造丸

功　效　化痰醒脑，祛风活络。用于脑血管不适引起的神志不清、语言蹇涩、肾虚痿痹、筋骨酸痛、手足拘挛、半身不遂。

成　分　石菖、胆南星、僵蚕(炒)、冰片、石决明、珍珠(豆腐制)、地龙、天麻、猪牙皂、细辛、红参、黄芪等36味。

规　格　每丸重9克。

用　法　口服，一次1丸，一日2～3次。

 苏合香丸

功　效　芳香开窍，行气止痛。用于脑卒中及中暑、痰厥昏迷、心胃气痛。

成　分　苏合香、安息香、冰片、水牛角浓缩粉、麝香、檀香、沉香、丁香、香附、木香、乳香（制）、荜茇、白术、诃子肉、朱砂。

规　格　每丸重3克。

用　法　口服，一次1丸，一日1～2次。

二十五味珍珠丸

功　效　安神开窍。适用于高血压、心脏病引起的脑血管疾病，症见拘挛僵直、偏瘫、语言不利、口舌歪斜、口角流涎、半身不遂、四肢麻木、失眠、健忘、情志不调等。

成　分　珍珠、肉豆蔻、石灰华、草果、丁香、降香、豆蔻、诃子、檀香、余甘子、沉香、肉桂、毛诃子、螃蟹、木香、冬葵果、荜茇、草莓苗、金礞石、水牛角（制）、香旱芹子、西红花、黑种草子、体外培育牛黄、人工麝香。

规　格　每4丸重1克；每丸重1克。

用　法　开水泡服，一次1克，一日1～2次。

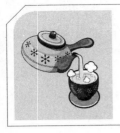

第四节
药茶疗法

　　许多药茶也可以用以治疗脑血管病，如夏枯草茶具有清肝明目、利水消肿的功效，可用于脑卒中先兆及后遗症患者；山楂荷叶茶具有健脾降脂、清热解暑的功效，适用于脑卒中患者；莲心茶具有清心泻火、开窍明目的功效，适用于高血压病、冠心病患者，同时还能预防脑卒中发生。脑血管病患者只要对症选择、合理饮用，就会收到意想不到的疗效。

夏枯草茶

　　功　效　清肝明目，利水消肿。适用于脑卒中先兆及后遗症患者，尤其适用于眩晕耳鸣者。

　　组　成　夏枯草30克，绿茶2克。

　　做　法　先将夏枯草煎汤至沸，将绿茶放入瓷杯中，然后把煎沸之夏枯草汤冲入，加盖泡 5 ～ 10分钟。

　　用　法　当茶饮服。每日换2次茶叶。

山楂荷叶茶

　　功　效　健脾降脂，清热解暑。适用于脑卒中患者原发性高血压、高脂血症、肥胖症。

组　成　山楂15克，荷叶2克。

做　法　将山楂、茶叶共研细末，加水煎3次，取汁浓缩。

用　法　代茶饮，每日1剂。

 莲心茶

功　效　清心泻火，开窍明目。适用于脑卒中及高血压病、冠心病患者。

组　成　莲心干品3克，绿茶1克。

做　法　将上两味用沸水冲泡3～5分钟。

用　法　代茶饮，饭后服。

 杜仲茶

功　效　补肝肾，强筋骨。适用于脑卒中后偏瘫不举。

组　成　杜仲6克，绿茶3克。

做　法　将杜仲研末，用绿茶水泡5～10分钟。

用　法　每日2次，代茶饮。

 决明子茶

功　效　清肝明目，泻火。适用于脑卒中先兆、高血压病、高脂血症。

组　成　炒决明子15克，绿茶3克。

做　法　将炒决明子与绿茶共加水适量煎沸3分钟，加盖待温后服。

用　法　每日1次，代茶饮。

枸杞桑菊茶

功　效　清肝息风，降压降脂。适用于肝阳上亢型脑血管病先兆期。

组　成　枸杞子5克，甘菊花、桑叶、决明子各3克。

做　法　将决明子炒香，桑叶切碎，然后与菊花、枸杞子一同放入大茶杯中，沸水冲泡，闷15分钟。

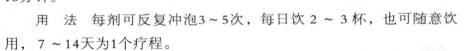

用　法　每剂可反复冲泡3～5次，每日饮 2 ～ 3 杯，也可随意饮用， 7 ～14天为1个疗程。

首乌菊花乌龙茶

功　效　平肝清热，滋补肝肾。适用于阴虚阳亢型脑血管病先兆期。

组　成　制何首乌30克，菊花10克，乌龙茶3克。

做　法　将制何首乌、菊花洗净，放入沙锅中，加水适量，煎煮30分钟，用药汁冲泡乌龙茶，加盖闷10分钟即成。

用　法　代茶频服。

槐花决明茶

功　效　清肝凉血，清热化瘀。适用于肝热血瘀型脑血管病先兆期。

组　成　生槐花5克，鲜荷叶15克（干荷叶5～10克），决明子10克，鲜山楂30克，白糖10克。

做　法　将前4味一同放入锅内，加水煎熬，待山楂将烂时，捣碎，再煮10分钟，去渣取汁，用白糖调味。

用　法　代茶频频饮服。

夏枯草苦丁茶

功　效　清肝明目，息风消肿。适用于肝阳上亢型脑血管病先兆期。

组　成　夏枯草15～30克，苦丁茶2～3克。

做　法　将夏枯草煎沸，去渣，以夏枯草沸汁沏苦丁茶，加盖闷15分钟。

用　法　每日1剂，可冲泡3～5次，不拘时饮服。

人 参 茶

功　效　健脑强身，补中益气。适用于心悸不宁、失眠健忘，可用于脑卒中后记忆力减退、语言謇涩。

组　成　人参10克，龙眼肉30克，五味子20克，茶叶15克。

做　法　将五味子、人参捣烂，龙眼肉切细丝，与茶叶拌匀，用沸水冲泡5分钟。

用　法　代茶频服。

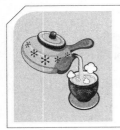

第五节

药酒疗法

　　许多药酒也可以用来防治脑血管病，如黑豆独活酒具有通经活血、祛风止痛的功效，适用于脑血管意外、关节炎等症；黑豆丹参酒具有活血祛瘀、利湿除痹的功效，适用于脑血管意外；桂枝酒具有补火回阳、温中止痛、祛风除湿的功效，适用于四肢抽搐、肌肉疼痛、体虚乏力、关节不利、口噤、口眼歪斜、言语不清等症。脑血管病患者一定要对症用药，并掌握其正确用法。

 黑豆独活酒

　　功　效　通经活血，祛风止痛。适用于脑血管意外、关节炎等症。

　　组　成　黑豆300克，独活25克，米酒600毫升。

　　做　法　将黑豆、独活洗净放入锅中加水，大火熬煮，水分减少到3/4时停火，去渣取汁，加入米酒即成。

　　用　法　每次服30～50毫升，每日服2次。

 黑豆丹参酒

　　功　效　活血祛瘀，利湿除痹。适用于脑血管意外。

　　组　成　黑豆100克，丹参50克，黄酒500毫升。

　　做　法　将黑豆与丹参分别清洗干净，烘干，研碎为末，放入容器中，加入黄酒密封起来，2个月以后去渣即可饮用。

用　法　每次服30～50毫升，每日饭前及临睡前各服 1 次。

独活牛膝酒

功　效　祛风除湿，温经通络。适用于脑卒中半身不遂、骨节疼痛等症。

组　成　独活、牛膝、肉桂、防风、制附子各30克，火麻仁（炒香）、川椒（炒出汗）各50克，白酒1500毫升。

做　法　将前7味捣碎，置容器中，加入白酒，密封，浸泡7日（以药力尽为度），过滤去渣，备用。

用　法　每次温服30～50毫升，每日饭前及临睡前各服1次。

桂枝酒

功　效　补火回阳，温中止痛，祛风除湿。适用于脑血管疾病，症见四肢抽搐、体虚乏力、关节不利、口噤、口眼歪斜、言语不清等症。

组　成　桂枝、云苓各40克，川芎、独活、炙甘草、牛膝、薯蓣、制附子、杜仲、陆英根、炮姜、踯躅花各30克，茵芋20克，防风、白术各35克，清酒2500毫升。

做　法　将上药共捣碎细，用酒浸于净器中，7日后开封，去渣备用。

用　法　每日临睡前空腹温服，随量。

爬山虎药酒

功　效　扶正固本，通经活络。适用于脑血管疾病引起的重型瘫痪。

组　成　爬山虎60克，西洋参120克，麝香1.2克，白酒1500毫升。

做　法　将前2味切碎，麝香研末，置容器中，加入白酒，密封，浸泡15日后，即可服用。

用　法　每次服20毫升，每日服 1 ~ 2 次。

天门冬酒

功　效　滋阴，润燥，清火。适用于肾阴不足而感受外风，以致血脉失和引发脑血管疾病，症见肢体麻木、疼痛等症。

组　成　天门冬60克，白酒500毫升。

做　法　将天门冬洗净装入纱布袋内。将白酒、纱布药袋放入酒瓶内，加盖封存30日即成。

用　法　每次服15 ~ 20毫升，每日1 ~ 2次，或随量服用。

全 蝎 酒

功　效　祛风通络，化痰止痉。适用于脑卒中后口眼歪斜，兼治面瘫。

组　成　全蝎、僵蚕、白附子各30克，白酒250毫升。

做　法　将前3味捣碎，置容器中，加入白酒，密封，浸泡3 ~ 7日，过虑去渣即成。

用　法　每次服10 ~ 15毫升，每日服2次。

黑豆羌活酒

功效　解表祛风，利湿止痛。适用于脑卒中等症。

组　成　黑豆50克，羌活、防风各10克，黄酒500毫升。

做　法　将黑豆、羌活、防风分别洗净，烘干研为细末，放入黄酒中，10分钟后，放入火上煮透即成。

用　法　随量服用，每日2次。

当归牛膝酒

功　效　祛风除湿，舒筋活络。适用于脑血管疾病，症见瘫痪腿痛、手足麻痹、不能移动等症。

组　成　当归、牛膝、秦艽、炒白芍、生地黄、木瓜、黄柏（盐炒）、杜仲（姜炒）、防风、陈皮各50克，川芎、羌活、独活各40克，白芷35克，槟榔25克，肉桂、甘草各10克，油松节25克，白酒1500毫升。

做　法　将前18味切碎，放入布袋，置容器中，加入白酒，密封，放入盛水锅中，隔水煮1小时，取出，浸泡3日后，过滤去渣即成。

加　减　久痛者加制附子30克，苍术（炒）40克。

用　法　每次服30～50毫升，每日服2次，或随量饮之。

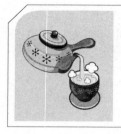

第六节

外用疗法

　　脑血管病有许多外用疗法，如用双仁膏贴敷于手心可起到逐风通络的作用；趁热将菖蒲膏药包敷贴于患者的头顶、胸背等部位，连敷数次，能起到温通开窍的功效，此方适用于脑卒中昏迷不醒。脑血管病患者可根据自己的情况选择外用疗法，并掌握正确用法，以期收到更好的疗效。

 ## 双仁膏

　　功　效　逐风通络。适用于脑卒中患者。

　　组　成　栀子仁、桃仁各7枚，麝香0.3克（后入），白酒适量。

　　做　法　将上药共研细末，用白酒调成膏状。

　　用　法　取药膏贴敷于手心，即劳宫穴，男左女右。外用胶布固定。每7天换1次药。

 ## 昌蒲膏

　　功　效　温通开窍。适用于脑卒中昏迷不醒。

　　组　成　鲜石菖蒲（老叶用根）、生姜、鲜艾叶、生葱各50克，香油、米醋各适量。

做　法　将前4味药共捣烂如泥，加入香油、米醋，入锅共炒，用布包好备用。

用　法　趁热将药包敷贴于患者的头顶、胸背等部位。连敷数次。

天南星膏

功　效　化痰，祛风，解痉。适用于突然脑卒中致口眼歪斜、半身不遂，伴头晕眼花、呕吐痰涎、肌肤不仁、舌强语涩、舌苔白腻者。

组　成　天南星适量，生姜汁酌量。

做　法　将天南星研细末，生姜汁调膏，摊纸上敷贴。

用　法　分别附贴合谷、内庭、太阳穴处，左瘫贴右侧，右瘫贴左侧，每日1次，1个月为1个疗程，一般需做3个疗程左右。

透骨散

功　效　活血祛瘀，通络止痛。适用于治疗脑卒中并发肢体疼痛者。

组　成　透骨草、伸筋草各30克，桑枝、刘寄奴各15克，赤芍、牡丹皮、艾叶各10克，水2000毫升。

做　法　将以上各味药加水煎煮20分钟。去渣取汁，倒入盆中。

用　法　先将患肢放在盆上热气熏蒸，待温度降低后再洗患肢，每日2次，7天为1个疗程。

加味补阳还五汤

功　效　补血养气，活血化瘀。适用于急性闭塞性脑血管病，缺血性卒中及其后遗症。

组　成　黄芪60克，当归、赤芍、地龙、川芎、桃仁、僵蚕、葛根、桑枝、片姜黄各10克，蜈蚣3条，丹参20克。

做　法　将上药放入沙锅中，加水600～700毫升，煎煮15～25分钟，去渣取汁，倒入盆中。

用　法　用消毒毛巾蘸取盆中药液趁热擦洗患部，反复擦洗，药液冷时则加热继续使用，每日擦洗1～2次。

黄芪羌活水泡脚

功　效　通经活络，益气活血。主治卒中后遗症。

组　成　黄芪90克，羌活40克，威灵仙90克，乳香40克，没药20克，琥珀20克，肉桂10克，食醋100毫升。

做　法　将上药(除食醋外)加清水适量，煎煮30分钟，去渣取汁，加入食醋，与2000毫升开水一起倒入盆中。

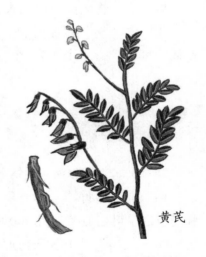

黄芪

用　法　先熏蒸，待温度适宜时泡洗双脚，每天3次，每次熏泡40分钟，40天为1个疗程。

穿山甲二乌水泡脚

功　效　温经通络，化瘀止痛。适用于卒中后遗症。

组　成　穿山甲12克，制川乌10克，制草乌10克，葱汁20毫升。

做　法　将上药加清水2000毫升，煎至水剩1500毫升时，澄清药液，倒入脚盆中。

用　法　先熏蒸患处，待温度适宜时泡洗双脚，每天早、中、晚3次，每次40分钟，30天为1个疗程。

五加皮当归水泡脚

功　效　养血活血，通经活络。主治卒中后遗症下肢偏瘫。

组　成　五加皮、当归、川芎各20克，千年健30克，红花15克。

做　法　将上药加清水适量，煎煮30分钟，去渣取汁，与2000毫升开水一起倒入盆中。

用　法　先熏蒸偏瘫部位，待温度适宜时泡洗双脚，每天早、晚各1次，每次熏泡40分钟，30天为1个疗程。

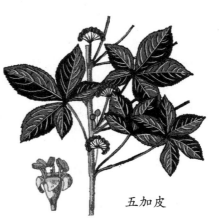

五加皮

路路通桂枝水泡脚

功　效　活血化瘀，强筋壮骨，通络除痹。主治卒中后遗症。

组　成　路路通30克，桂枝15克，千年健25克，牛膝20克，当归15克，红花10克，伸筋藤25克，透骨草15克，威灵仙20克，木瓜15克，五加皮20克。

做　法　将上药加清水适量，浸泡20分钟，煎数沸，取药液与1500毫升开水同入脚盆中。

用　法　趁热熏蒸，待温度适宜时泡洗双脚，每天2次，每次40分钟，45天为1个疗程。

 路路通牛膝水泡脚

功　效　活血通络。主治脑卒中后遗症下肢偏瘫。

组　成　路路通50克，牛膝30克，木瓜20克，白酒30毫升。

做　法　将以上前3味药同入锅中，加水适量，煎煮30分钟，去渣取汁，与白酒及1500毫升开水同入盆中。

用　法　先熏蒸偏瘫部位，待温度适宜时泡脚30分钟，每天2次，每次1剂。30天为1个疗程。

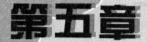

第五章

NAOXUEGUANBING

JUJIA TIAOYANG BAOJIAN BAIKE

经络疗法：天然无毒的绿色疗法

中医学认为，人之所以生病，是因为体内邪气有余而正气不足，脑血管病也不例外。那么，如何才能匡扶脑血管病患者体内的"正气"呢？经络作为气血运行的通道，能沟通人体表里、脏腑，使之成为一个有机的整体。所以，利用经络颐养健康的针刺、按摩就责无旁贷地成为你防治脑血管病搭乘的"健康快车"。

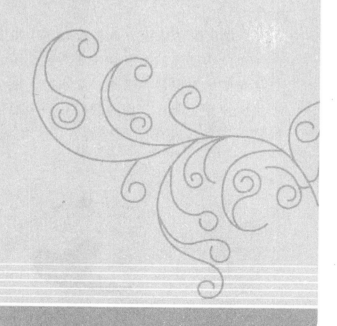

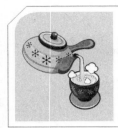

第一节

针刺疗法

　　针刺治疗脑血管病依据的是"虚则补之，实则泻之"的辨证原则，进针后通过补、泻、平补平泻等手法的配合运用，刺激体表穴位，并通过全身经络的传导，来调整气血和脏腑的功能，从而达到"扶正祛邪""治病保健"的目的。

 针刺治疗脑血管病效果好

　　现代医学认为，大多数脑卒中患者的肢体运动功能恢复，是一个自然过程。大量临床与实验证明，针刺对脑缺血后的神经元具有保护作用，可以减轻脑水肿，减少梗死体积。针刺可抑制缺血性神经元凋亡，提高缺血后脑内源性神经营养因子的合成或释放。早期针灸干预治疗的方法，能显著提高脑卒中患者的日常

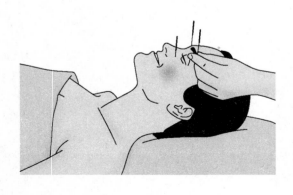

生活能力，明显改善其运动功能及认知功能。脑卒中患者早期及时进行针刺治疗，可阻止病情继续发展，提高神经系统的自我修复与代偿能力，加速自然恢复过程，缩短病程，为功能

恢复打下良好的基础，降低致残率，提高患者的生活质量，使患者回归家庭和社会。

因此，只要患者生命指征平稳，认识清楚，病情稳定，早期就可进行针灸治疗。脑梗死患者可在发病48小时后即进行针灸治疗；脑出血患者可在发病1周后进行针灸治疗。

 ## 针刺前宜选择正确体位

针刺时患者体位选择的是否适当，对腧穴的正确定位，针刺的施术操作，持久的留针以及防止晕针、滞针、弯针甚至折针等，都有很大影响。如病重体弱、精神紧张或畏惧针刺的患者，如果体位不当，易使患者感到疲劳，易于发生晕针，而且不易于医者取穴。又如体位选择不当，在针刺施术时或在留针过程中，患者常因移动体位而造成弯针、带针甚至发生折针事故。因此，在选择体位时，应以医者能够正确取穴、施术方便，同时患者感到舒适自然，并能持久留针为原则。临床上针刺时常用的体位，主要有以下几种：

仰卧位	适宜于取头、面、胸、腹部腧穴和上、下肢部分腧穴。仰卧位舒适自然，全身放松，不易疲劳，易于持久，是患者的最佳体位
侧卧位	适宜于取身体侧面少阳经腧穴和上、下肢的部分腧穴
俯卧位	适宜于取头、项、脊背、腰尻部腧穴和下肢背侧及上肢部分腧穴
仰靠坐位	适宜于取前头、颜面和颈前等部位的腧穴

侧伏坐位	适宜于取头部的一侧、面颊及耳前后部位的腧穴
俯伏坐位	适宜于取后头和项、背部的腧穴

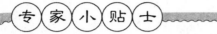

专家小贴士

　　消除初诊患者的紧张情绪；施针腧穴的部位充分暴露；体位选定后，患者不要随意改变或移动；对初诊、精神紧张或年老、体弱、病重的患者，有条件时，应尽量采取卧位；如因治疗需要和某些腧穴定位的特点而必须采用两种不同体位时，应根据患者体质、病情等具体情况灵活掌握。

 ## 把握针刺的角度和深度

　　取穴的正确性，不仅指其皮肤表面的位置，还必须与正确的针刺角度、方向和深度结合起来，才能发挥腧穴的治疗作用。临床上针刺同一个腧穴，如果角度、方向和深度不同，那么刺达的组织结构、产生的针刺感应和治疗的效果，都会有一定的差异。对于临床医生来说，针刺操作的熟练程度，是与其能否恰当地掌握好针刺的角度、方向和深度密切相

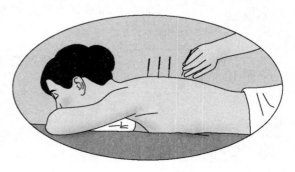

关的。在针刺操作过程中，掌握正确的针刺角度、方向和深度，是获得针感、施行补泻、发挥针刺效应、提高针治疗效的保证，还能够防止针刺意外发生。

临床上针刺的角度和深度，要根据施术腧穴所在的具体位置、病人体质、病情需要和针刺手法等实际情况灵活掌握。

◎ 角度

针刺的角度是指进针时针身与所刺穴位皮肤平面所形成的夹角。其角度的大小，是根据腧穴所在的位置、手法要求和针刺所要达到的目的结合起来而确定的。一般分为以下3种角度：

（1）直刺：是针身与皮肤表面呈90°刺入。此法适用于人体大部分腧穴。

（2）斜刺：是针身与皮肤表面呈45°左右刺入。此法适用于肌肉浅薄处或内有重要脏器，或不宜直刺、深刺的腧穴，或是关节部位的腧穴，施用某种行气和调气手法时常常用到。

（3）平刺：即横刺、沿皮刺或卧针法。是针身与皮肤表面呈15°左右或沿皮以更小的角度刺入。此法适用于皮薄肉少部位的腧穴，如头部、面部的腧穴等。透穴刺法中的横透法、头皮针法和腕踝针法都是用的平刺法。

◎ 深度

针刺的深度是指针身刺入人体内的深浅度数，每个腧穴的针刺深度，主要根据穴位所在部位而定，同时，还要结合患者的体质、年龄、病情、部位而决定。

（1）年龄：气血衰退的年老体弱和稚阴稚阳的小儿娇嫩，均不宜深刺；中青年身强体壮者，可适当深刺。

（2）体质：形瘦体弱者相应浅刺；形盛体强者宜深刺。

（3）病情：阳证、新病宜浅刺；阴证、久病宜深刺。

（4）部位：头面、胸腹及皮薄肉少处的腧穴宜浅刺，以免伤及重要脏器官；四肢、臀、腹及肌肉丰厚处的腧穴宜深刺。

毫针的构造、规格、检查、保藏

针刺的工具种类很多，如毫针、三棱针、皮肤针、皮内针、电针、耳针、水针等，其中毫针是最常用的，下面主要介绍毫针的构造、规格、检查和保藏。

◎ 构造

现在常用的毫针多为不锈钢，不锈钢有较高的强度和韧性，针体挺直滑利，能耐热和防锈，不易被化学物品腐蚀的特点，临床上广泛采用。也有用其他金属制作的毫针，如金针、银针。

毫针的结构可分为5个部分，即针尖、针身、针根、针柄、针尾。针尖亦称针芒，是针身的尖端锋锐部分；针身亦称针体，是针尖与针柄之间的主体部分；针身与针柄连接的部分称为针根；针体与针根之后执针着力的部分称为针柄；柄的末梢部分称为针尾。针柄与针尾多用铜丝或银丝缠绕，呈螺旋状或圆筒状，针柄的形状有圈柄、花柄、平柄、管柄等多种。其中花柄又称盘龙针，较粗大，常用于火针，有利于散热，使用时不烫手。

◎ 规格

毫针的规格，主要以针身的直径和长度来区别的。

（1）粗细规格

号　数	26	27	28	29	30	31	32	33
直径（mm）	0.45	0.42	0.38	0.34	0.32	0.30	0.28	0.23

（2）长短规格

旧规格（英寸）	0.5	1	1.5	2	2.5	3	4	5	6
新规格（mm）	15	25	40	50	65	75	100	125	150

一般临床以粗细为28~30号和长短为1~3寸的毫针最为常用。短毫针主要用于耳穴和浅在部位的腧穴；长毫针多用于肌肉丰厚部位或腧穴做横向透刺。而毫针的粗细与针刺的强度有关。

◎ 检查

毫针形如"松针"，针尖要端正不偏，圆而不钝，无毛钩，光洁度高，尖中带圆，使进针阻力小而不易钝涩；针身要光滑挺直，圆正均匀，坚韧而富有弹性；针根要牢固，无剥蚀、伤痕。针柄的金属丝要缠绕均匀，牢固而不松脱或断丝，针柄的长短、粗细要适中，便于持针。毫针是治病的工具，在使用前要认真检查。

◎ 保藏

保藏针具，是为防止针尖受损、针身弯曲或生锈、污染等，因此，对针具应当妥善保存。可以用专用的针盒或藏针夹，多垫几层消毒纱布，将消毒后的针具，根据毫针的长短，分别置于或插在消毒纱布上，再用消毒纱布敷盖，以免污染，然后将针盒、针夹盖好备用。

 5大针刺异常情况的处理

针刺治病是一种比较有效的方法。但是，如果由于患者的体位不适当、精神紧张等；或者因为针具质量不好，或操作不慎、手法不正确等原因，可能出现如下异常情况，应及时处理。

◎ 晕针

症　状　头晕、恶心、心慌、面色苍白、出冷汗等。严重者会发生四肢厥冷、神志昏迷、二便失禁。

原　因　主要由于患者处于饥饿、劳累等虚弱状态，或患者取姿不舒适，术者针刺手法不熟练等；或患者心理准备不足，对针刺过度紧张。

处　理　立即停止针刺，起出全部留针，令患者平卧，头部放低，松解衣带，闭目休息，并饮少量温开水。若症状较重，则可针刺或掐人中、内关、足三里、素髎等穴。处理后如不见效，应采取相应急救措施。

预　防　首先应该注意患者的体质、神志，以及对针刺反应的耐受性；对于初次接受针刺治疗和精神紧张者，应先做好解释工作，消除顾虑；尽量采取卧位，对于过度饥饿、体质过度虚弱者，应先饮少量水后再行针刺；对于刚从事重体力劳动者，应令其休息片刻后才针刺。一旦出现面色苍白、神呆、胸闷、泛恶等晕针先兆，应及早采取措施。

◎ 滞针

症　状　将针在穴内进行捻转、提插或出针时感到十分涩滞困难。若强行针，患者感到疼痛。

原　因　行针时用力过猛；捻转、提插时指力不均匀，或向一个方向连续捻转，使患者的针刺处发生肌肉强直性收缩，致肌纤维缠裹在针体上。

处　理　出现滞针后，不要强行行针、起针。让患者全身放松，并用手按摩针刺部位，使局部肌肉松弛。然后，轻缓向初时行针相反方向捻转，提动针体，缓慢将针起出。

预　防　对初诊患者及精神紧张者，先做好解释工作，消除患者的紧张和顾虑。进针时必须避开肌腱；行针时捻转角度不宜过大过快。更不能单向连续捻针。

　　◎ 弯针

　　症　状　针刺在穴位中的针体，于皮下或在皮外发生弯曲，提插、捻转及出针时均感困难，患者感觉疼痛。

　　原　因　医者进针手法不熟练，用力过猛或针下碰到坚硬组织；或因留针时患者体位移动；也有因针柄受到外物的压迫和碰撞；有的因滞针后未能及时处理等造成。

　　处　理　先令患者将变动的肢体缓慢恢复到原来进针时姿态，不可再行提、插、捻、转，并在针刺穴位旁适当按摩，轻摇针体，顺着弯曲方向将针退出；如果针体弯曲不止一处，须视针柄扭转倾斜的方向，逐渐分段退出，切忌强行起针，以免钩撕肌肉纤维或发生断针。

　　预　防　患者应取舒适的体位，留针期间不要变动体位；医者施术手法要熟练，凡针刺部位和针柄不能受外物的碰撞或压迫；如有滞针现象应及时处理。

　　◎ 断针

　　症　状　出针时，针体部分或全部折断在针刺穴位内。

　　原　因　针具质量差；医者行针时，猛力提、插、捻、转，致使肌肉剧烈挛缩；外物压迫碰撞针身和针柄；另一个原因是因滞针、弯针处理不当或强行起针，造成部分针体断在皮下或肌肉组织中。

　　处　理　令患者肢体放松，不得移动体位，对于皮下断针，可用左手拇指、食指垂直下压针孔旁的软组织，使皮下断针的残端退出针孔外，并右手持镊子捏住断针残端起出断针。若针体折断在较深的部位时，则需借助于X线定位，手术取针。

　　预　防　注意在针刺前仔细检查针具，对于针柄松动、针根部有锈斑、针体曾有硬性弯曲的针，应及时剔弃不用。针刺时，切忌用力过猛。留针期间患者不应随意变动体位，当发生滞针、弯针时，应及时正确处理。

◎ 血肿

症　状　出针后，在针刺部位引起皮下出血，皮肤隆起，局部呈青紫色或肿胀疼痛。

原　因　针刺时损伤小血管，尤其是针尖弯曲带钩时。

处　理　出现皮下血肿时，应先持酒精棉球压按在针孔处的血肿上，轻揉片刻。如血肿继续增大，可加大按压并冷敷，然后加压包扎，48小时后局部改为热敷，消散淤血。

预　防　针刺前应仔细检查针具，针尖有钩的不能使用。针刺时一定要注意仔细察看皮下血管走行，避开血管再行针刺。

常用的针刺手法宜先知

临床常用的进针法通常是双手进针法，即刺手和押手互相配合，左手为"押手"，右手为"刺手"。协同进针，常用的进针法有以下几种。

◎ 直切进针法

用左手拇指或食指的指甲切按所要刺的穴位，右手是以拇、食、中三指挟持针柄，针尖紧靠左手指甲刺入腧穴；行针时便于左右捻转，上下提插或弹震刮搓以及出针时的手法操针的进针。

◎ 夹持进针法

又称骈指进针法，是用左手拇和食指持捏消毒干棉球，夹住针身下端，露出针尖，将针尖固定在所刺腧穴的皮肤表面位置；右手捻动针柄，将针刺入或捻入腧穴直至所要求的深度。此法适用于长针的进针。

◎ 舒张进针法

将左手五指伸开，其中拇指和食指将所刺腧穴部位的皮肤向两侧撑开，使皮肤绷紧；右手持针，将针刺入左手拇指和食指的中间。此法主要用于皮肤松弛部位腧穴。

◎ 提捏进针法

用左手拇、食二指将针刺腧穴部位的皮肤捏起，右手持针，从捏起的上端将针刺入。此法主要用于皮肉浅薄部位的腧穴进针，如印堂穴等面部的腧穴。

 熟悉临床常用的7种针刺补泻手法

中医中补泻是治病的基本理论原则，补法是指能鼓舞人体正气，使低下的功能恢复旺盛的方法。泻法是指能疏泄病邪使亢进的功能恢复正常的方法。根据《灵枢·经脉》："盛则泻之，虚则补之，热则疾之，寒则留之，陷下则灸之。"针刺补泻就是通过针刺腧穴，采用适当的手法激发经气以补益正气，疏泄病邪而调节人体脏腑

补泻手法

经络功能，促使阴阳平衡而恢复健康。下面介绍几种临床常用的针刺补泻手法。

1.捻转补泻　捻转角度小、力轻、频率慢、时间短为补；捻转角度大、力重、频率快、时间长为泻。或左转时角度小，用力轻为补；右转时角度大，用力重为泻。

2.提插补泻　先浅后深，重插轻提，提插幅度小，频率慢，时间短为补；先深后浅，轻插重提，提插幅度大，频率快，时间长为泻。

3.疾徐补泻　进针时徐徐刺入，少捻转，疾速出针为补；进针时疾速刺入，多捻转，徐徐出针为泻。

4.迎随补泻　进针时针尖随着经脉循行去的方向刺入为补；针尖迎着经脉循行来的方向刺入为泻。

5.呼吸补泻　患者鼻吸口呼，呼气时进针，吸气时出针为补；口吸鼻呼，吸气时进针，呼气时出针为泻。

6.开阖补泻　出针后用医用酒精棉迅速揉按针孔为补；出针时摇大针孔而不立即揉按为泻。

7.平补平泻　得气后，均匀地提插、捻转后即可出针，亦称为单式手法。

 ## 针灸对治疗脑血管病有8大注意事项

1.选择合适的针具　现在多选用不锈钢针具。应根据高血压患者的体质、病情、体型和所取穴位所在的具体部位选择长短、粗细适宜的针具。如体壮、形肥、针刺部位肌肉丰满者可选用稍粗稍长的毫针；体弱、形瘦、针刺部位肌肉较浅者应选用较短较细的毫针。

2.选择适当的体位　适当的针刺体位，有利于正确取穴和施术，还可防止晕针、滞针和弯针。精神紧张、年老体弱及血压较高的患者宜采取卧位，不宜采用坐位。

3.严格消毒　穴位局部可用75％乙醇棉球从里向外绕圈擦拭。施术者的手要用肥皂水洗刷干净，然后用75％乙醇棉球擦拭。针具可用纱布包扎，放在高压蒸汽锅内灭菌。应做到一穴一针，若能使用一次性针具更佳。

4.掌握正确的针刺角度、方向和深度　可增强针感，提高疗效，防止发生意外情况。头面部、胸背部及皮薄肉少的穴位，一定要浅刺；四肢、臀、腹及肌肉丰满处的穴位，可适当深刺。

5.过于饥饿、疲劳、精神高度紧张者，不行针刺　体质虚弱者，刺激不宜过强，并尽可能采取卧位。

6.避开血管针刺，防止出血　常有自发性出血或损伤后出血不止的患者不宜针刺。

7.皮肤有感染、溃疡、瘢痕或肿瘤的部位不宜针刺。

8.防止刺伤重要脏器　《素问·诊要经终论》说："凡刺胸腹者，必避五脏。"

 ## 症见口眼歪斜的针灸疗法

症　状　脑血管患者一侧眼睑不能闭合或起，嘴角下垂，伸舌偏向于患侧，口角流涎。

取　穴　太阳、四白、风池、合谷、地仓、颊车。

针　法　太阳穴可沿颧弓内缘进针，向颊车透刺；四白可直刺触及骨孔，有放电感出现；风池可刺向结喉，深达1.5～2寸；针刺合谷，应与皮肤呈20°夹角，向腕掌关节方向斜刺1～1.5寸，以有局部酸胀可向上扩散，有时可到肩、肘为宜；地仓与颊车可相互透刺。

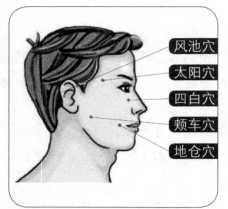

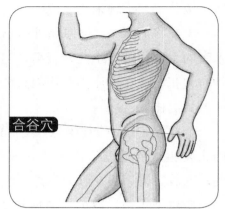

 症见失语的针灸疗法

症　状　脑血管患者听不懂问话或不能回答问题，不能讲话，不能正确叫出物品名称。

取　穴　上星、百会、风池、金津、玉液、通里、天柱、廉泉。

针　法　上星与百会可互相刺透，金津、玉液可用三棱针点刺放血。廉泉可深刺向舌根，使酸胀感直抵舌根。

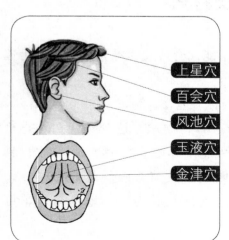

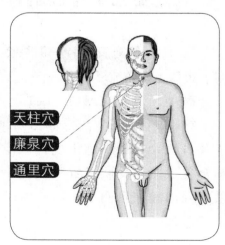

症见上肢不遂的针灸疗法

症　状　脑血管患者早期上肢软弱无力，后期上肢拘挛、患肢不能自由屈伸。

取　穴　极泉、合谷、尺泽、肩髃、曲池、外关穴。

针　法　针极泉应使放电感传至手指，刺合谷使针感传至手指。其余穴可用平补平泻法。

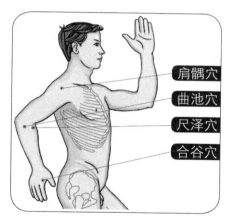

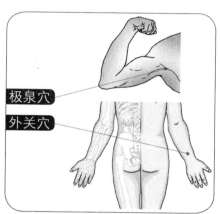

肩髃穴　曲池穴　尺泽穴　合谷穴　极泉穴　外关穴

症见下肢不遂的针灸疗法

症　状　患肢不能抬起，常伴有足内翻，足掌不能着地。

取　穴　委中、阴陵泉、昆仑、环跳、三阴交、阳陵泉、解溪、丘墟、照海穴。

针　法　针环跳、委中、三阴交时，均应使针感传至足。可透刺照海。余穴可施平补平泻法。

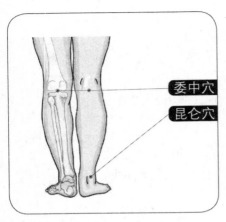

委中穴
昆仑穴

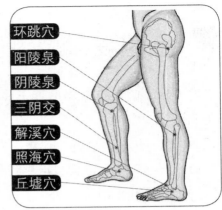

环跳穴
阳陵泉
阴陵泉
三阴交
解溪穴
照海穴
丘墟穴

症见尿失禁的针灸疗法

症　状　尿液不自主地流出。

取　穴　关元、气海、太溪、阴陵泉。

针　法　关元、气海施以毫针补法，可加灸，太溪宜用补法，阴陵泉宜用泻法。

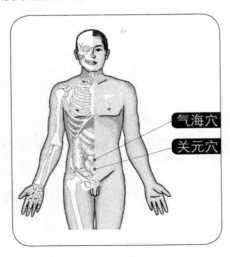

气海穴
关元穴

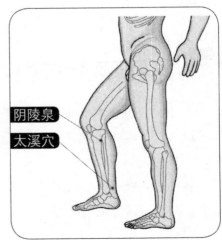

阴陵泉
太溪穴

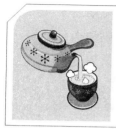

第二节

按摩疗法

　　按摩疗法又称推拿疗法，是我国古老的祛病健身方法，它是通过按压、拿摩等手法作用于人体体表特定的穴位或部位，以调节机体的生理、病理状态，从而达到防病治病目的的一种方法。按摩疗法简便易行，不需耗费过度的精力，不增加患者的经济负担，也不会产生明显的不良反应，所以深受广大脑血管患者的欢迎，是临床中常用的治疗手段之一。

 ## 按摩治疗脑血管病疗效好

　　按摩疗法不仅可治疗跌打损伤、腰膝酸痛，对防治心脑血管病也能起到调节神经、肌肉，扩张局部血管的作用，具有一定的降压和改善头晕、失眠等症状的效果。这一点已为大量的临床报道所证实。用双手拇指指腹分别按揉足心涌泉穴100下后，不仅会顿觉头部轻松，复查血压也可降低4.5～10毫米汞柱。那么，为什么按摩疗法会有降血压作用呢？实验证明，按摩可导致一部分细胞内的蛋白质分解，产生组织胺和类组织胺物质，使人体内的毛细血管扩张开放，使肌肉断面每1平方毫米中的毛细血管数由按摩前的31个增加到1400个。由于毛细血管的增加、管径的增大，使血液循环得以改善，血压得以下降。通过按摩，可以调整微血管的收缩和舒张作用，能扩张皮肤等组织的毛细血管，开放肌肉中闭塞的毛细血管，降低血管的外周阻力，解除脑部小动脉痉挛，促使血压下降。有学者研究认为，按摩疗法可以缓解大脑的紧张度，促使大脑皮质的兴奋与抑制达到平衡，有助于缓解头晕、头痛，改善睡眠，同时有利于血压下降，防治脑血管病。中医认为，得当的按摩方法可以疏通经络、通畅气血、平肝潜阳、醒脑安神、滋补肝肾、调和阴阳，所以对各种类型的脑血管病均有一定的疗效。

掌握正确的取穴定位方法

人体穴位分布都有一定的位置，在取穴时应当采取正确的方法。穴位的定位方法有以下4种：

◎ 骨度分寸定位法

骨度分寸定位法又称骨度分寸法，即以骨节为主要标志来测量周身各部的大小、长短，并依其尺寸，按比例折算作为定穴的标准。骨度分寸法的优点在于取穴准确，不论男女、老幼、高矮、胖瘦等体型的人均能适用。下表为常用骨度分寸表。常用骨度折量法示意图如下表所示。

骨度分寸表

部位	起止点	折量分寸	度量法
头部	前发际至后发际	12寸	直
	前额两发角之间	9寸	横
	两眉头之中点至前发际	3寸	直
	后发际至第7颈椎棘突	3寸	直
	耳后两乳突之间	9寸	横

胸部	胸骨柄上缘至剑胸结合处	9寸	直
	两乳头之间	8寸	横
腹部	剑胸结合至脐中	8寸	直
	脐中至耻骨联合上缘	5寸	直
背腰部	第1胸椎棘突向下至骶正中嵴下端	21寸	直
	两肩胛骨内侧缘之间	6寸	横
躯干侧面	腋窝中点至第11肋端	12寸	直
	第11肋端至股骨大转子	9寸	直
上肢部	腋前皱襞至肘横纹	9寸	直
	肘横纹至腕横纹	12寸	直
下肢部	平耻骨联合上缘至股骨内脚踝上缘	18寸	直
	股骨大转子至膝中	19寸	直
	胫骨内侧髁下缘至内踝高点	13寸	直
	膝中至外踝高点	16寸	直
	外踝高点至足底	3寸	直

◎ 自然标志取穴法

根据人体自然标志而定取穴位的方法称"自然标志定位法"。人体自然标志有两种：一种是不受人体活动影响而固定不移的标志。如五官、指(趾)甲、乳头、肚脐等，称为"固定标志"；一种是需要采取相应的动作姿势才会出现的标志，包括皮肤的皱襞、肌肉部的凹陷、肌腱的暴露处以及某些关节间隙等，称为"活动标志"。自然标志定位法是常用的取穴方法，如两乳中间取膻中，握拳在掌后横头后取后溪等。

◎ 手指同身寸取穴法

以自己的手指为标准来定取穴位的方法称为"手指同身寸取穴

法"。因各人手指长度、宽度与其他部位有着一定的比例，所以可用本人的手指来测量定穴。

（1）中指同身寸法：是以中指中节屈曲时内侧两端纹头之间宽度作为1寸，可用于四肢部取穴和背部取穴。

（2）拇指同身寸法：以拇指指间的横向宽度作为1寸，适用于四肢部。

（3）横指同身寸法：又名"一夫法"，是将食、中、无名指、小指并拢，以中指中节横纹处为准画一水平线；横向宽度为3寸，适用于头、躯干、四肢部。

◎ 简便取穴法

简便取穴法是一种简便易行的方法，如垂手中指端取风市，两手虎口自然平直交叉，在食指端到达处取列缺等。

按摩治疗脑血管病的10大注意事项

无论是治病还是保健，进行穴位按摩时均应注意以下事项，以保证按摩的安全和疗效。

（1）室内要保持清静、整洁、避风、避强光、避免噪声刺激，保持空气新鲜。

（2）对于长时间服用激素和极度疲劳者，不宜进行穴位按摩。

（3）按摩者的手、指甲要保持清洁。有皮肤病者不能给他人按摩，也不能让他人为自己按摩，以防相互传染。

（4）按摩者在按摩每个穴位和反射区前，都应测定一下针刺样的反射痛点，以便有的放矢，在此着力按摩，取得良好的治疗效果。

（5）饭后、酒后、洗澡后、大运动量后，不宜立即进行按摩。

（6）治疗时应避开骨骼突起部位，以免损伤骨膜。老人的骨骼变脆，关节僵硬，儿童皮薄肉嫩，在按摩时不可用力过大。

（7）淋巴、脊椎、尾骨外侧反射区，一定要朝心脏方向按摩，以利于推动血液和淋巴循环。

（8）治疗过程中，如有不良反应，应随时提出，保证治疗的安全可靠。如出现发热、发冷、疲倦等全身不适症状，属正常现象，应坚持治疗。

（9）足部按摩后，不可用冷水洗脚，可用手纸擦去多余的按摩膏，穿上袜子保暖。晚上睡前洗净油脂并用热水泡脚15分钟。

（10）在按摩后半小时内，必须喝开水500毫升以上。严重肾脏病患者，喝水不能超过150毫升。

 ## 脑血管病恢复期患者的按摩

按摩对偏瘫肢体的恢复十分有利，不仅可刺激神经营养功能，促进肢体血液循环，放松肌肉，降低肌张力，减少肌肉挛缩和萎缩，同时还能提高机体免疫力，使白细胞总数增加，吞噬作用增强，血清补体效价增高。

按摩部位和范围：一般来说，患侧肢体凡能够按摩到的地方，都要进行按摩。其顺序可先从头部开始，用拇指揉摩患者头部5次，用手揉拿患者上肢5次，然后再用手指在肌腱部位做弹指法1～2次。同时捻揉和活动各指关节。下肢屈曲数次，并用拇指揉按足背面各趾间数次。按摩的时间和力量，应因人而异。年龄大和体弱者，按摩的力量要轻，持续的时间要短，反之，对年龄较小，偏瘫程度较重的患者，按摩的强度要大，持续的时间要长，每次按摩一般持续20～30分钟，每天1次，15天为1个疗程。

按摩治疗脑卒中后遗症肌肉萎缩无力

【取穴】

（1）足阳明胃经上诸穴。

（2）足太阴脾经上诸穴。

（3）手阳明大肠经上诸穴。

【方法】

依次按摩大肠经、胃经、脾经上诸穴30~50次，力度适中，以产生酸胀感为宜。

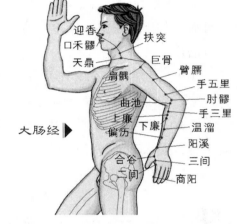

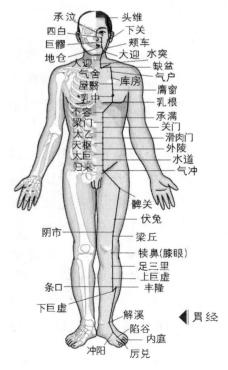

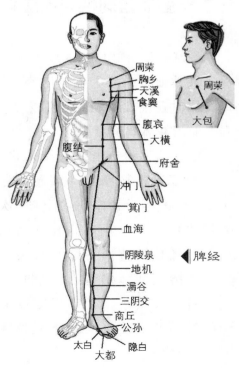

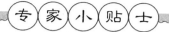

专家小贴士

　　按摩治疗卒中后遗症肢体肌肉萎缩首先是恢复气血，也就是恢复患者的进食能力与消化吸收能力，而要恢复患者的进食与消化能力也就是恢复患者的胃、脾与大肠的功能，当胃能够受纳而脾不能正常运化也达不到效果，而当胃能受纳，脾能正常运行，而大肠不能正常排泄也会造成麻烦，所以按摩时一定要三经兼顾。而且胃经与大肠经同属阳明经，按之有相辅相成的效果。

 ## 按摩治疗脑卒中后遗症

　　脑卒中后遗症往往见半身不遂，即一侧肢体瘫痪、舌强语涩、口眼歪斜。早期患者单侧肢体软弱无力、知觉迟钝或稍有强硬、活动功能受限，以后逐渐趋于强直、挛急，患者肢体姿势常出现畸形等。按摩可以用于治疗脑卒中后遗症，方法如下：

【取穴】

　　膏肓穴、天宗穴、肺俞穴、肾俞穴、承扶穴、曲池穴。

【方法】

　　膏肓穴　取卧位，用双手手指指腹端按、揉、压膏肓，每次2分钟左右。

　　天宗穴　取俯卧位，用两手手指指腹端按揉天宗穴，每次2分钟左右。

肺俞穴　取卧位，用两手手指指腹端按摩肺俞穴，每次 2 分钟。

肾俞穴　取卧位，用两手手指指腹端按揉肾俞穴2分钟。

承扶穴　用拇指、食指、无名指三指用力按压承扶穴，每日2次，每次4分钟左右。

曲池穴　用双手手指指腹按压曲池穴，如果是自我按摩，可以用双手食指互按对侧穴位，每次2分钟左右，每日2次，力度适中。

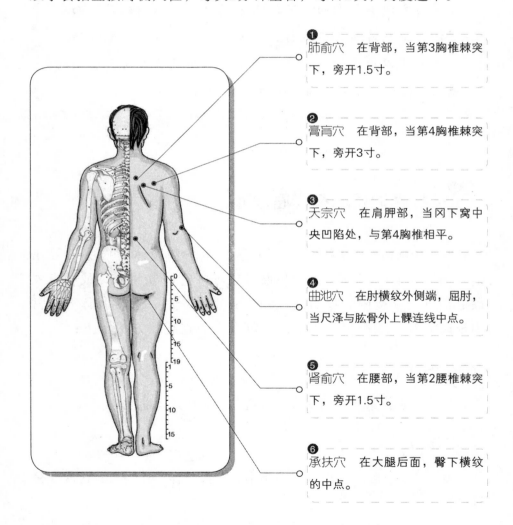

❶ 肺俞穴　在背部，当第3胸椎棘突下，旁开1.5寸。

❷ 膏肓穴　在背部，当第4胸椎棘突下，旁开3寸。

❸ 天宗穴　在肩胛部，当冈下窝中央凹陷处，与第4胸椎相平。

❹ 曲池穴　在肘横纹外侧端，屈肘，当尺泽与肱骨外上髁连线中点。

❺ 肾俞穴　在腰部，当第2腰椎棘突下，旁开1.5寸。

❻ 承扶穴　在大腿后面，臀下横纹的中点。

第六章

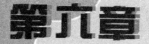 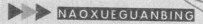

NAOXUEGUANBING

JUJIA TIAOYANG BAOJIAN BAIKE

居家护理：患者最信赖的家园

　　脑血管病患者存在着不同程度的神经功能受损，自理能力差或不能自理，甚至因意识和精神障碍而影响救治，故其护理十分重要。脑血管病患者发病时及出院后，康复锻炼大部分都在家属的帮助下进行。由于患者和家属大部分缺乏医学护理方面的知识和技能，因此，有必要对居家恢复的患者及其家属采取有针对性的健康教育，使患者得到正确的护理，取得最大康复效果，逐步提高生活质量。

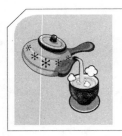

第一节 脑血管病

急性期如何护理

　　脑血管病是中老年人的多发病，如发生出血性脑血管病后，家属应进行紧急救护。那么，脑血管病患者发病时应如何进行紧急处理？患者发热时如何进行物理降温？如何密切关注脑血管病患者的呼吸变化？如何防治患者发生脑心综合征？

 ## 脑血管发病时的紧急处理

　　突然发生脑血管意外后切忌慌乱紧张，应保持镇静，让患者平卧在床上，尽快拨通120等待，千万不能背着患者奔跑去医院。在诊断未明确时，不要用药，因为不同类型的脑卒中用药各异。

　　掌握正确搬运患者的方法。首先，不要急于从地上把患者扶起，最好2~3人同时把患者平托到床上，头部略抬高30°，可避免加重出血，还可防止脑水肿，防止痰液、异物等堵塞气道引起的窒息，应尽量减少震动；其次，松开患者衣领，呕吐患者应将头部偏向一侧，以免呕吐物堵塞气管而窒息；再次，如果有抽搐发作，可用筷子或小木条裹上纱布垫在上下牙间，以防咬破舌头；最后，患者出现气急、咽喉部痰鸣等症状时，可用塑料管或橡皮管插入到患者咽喉部，从另一端用口吸出痰液。

　　在送医院前尽量减少移动患者。转送患者时要用担架卧式搬抬。如果从楼上抬下患者，要头部朝上脚朝下，这样可以减少脑部充血。在送医院途中，家属可双手轻轻托住患者头部，避免头部颠簸。

　　对昏迷较深、呼吸不规则的危重患者，可先请医生到家里治疗，待病情稳定后再送往医院。

　　缺血性脑卒中的患者大多数神志清醒，应防止患者过度悲伤和焦虑不安。此时应让患者静卧，并可安慰患者。同时做一些肢体按摩，这样可以促进血液循环，防止血压进一步下降而使缺血加重。

　　要记住：失去时间，就是失去大脑！患者最好在发病3个小时内得到有效的治疗。脑卒中特别是脑梗死从发病到有效治疗的间隔时间越短，治疗效果越好，致残率和死亡率越低。患者家属或朋友要紧急拨打120急救车，运送患者到具备神经科条件的医院就医，尽量不要自行驾车送患者到医院，以免路途中出现意外束手无策，延误患者的病情。

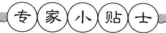

　　无论是搬运过程还是翻身拍背均应保持头部相对稳定，以免加重脑卒中；无论脑卒中是否因糖尿病引起，均不应给患者服糖水及甜食，昏迷患者应禁食，以防窒息；头部放置冰块可减少脑细胞的耗氧，以保护脑细胞功能，为医生进一步抢救赢得时间。

 ## 脑血管意外患者发热时的物理降温

　　当发生急性脑血管意外时，患者体温能否控制，对急性期脑血管病患者的预后往往影响较大。降低患者体温可降低脑的耗氧量和代谢率，从而减轻脑组织缺血与水肿。降低体温的方法很多，但以物理降温为宜，一般采用冷毛巾或冰袋敷在前额及酒精擦浴等。

冰袋放置的位置一般是在前额、颈部、枕后、双腋窝等处。每次放置时间不应超过20分钟，以免发生局部冻伤。

专家小贴士

冰袋制作的具体方法为从冰箱里取出冰块砸碎，放入盒内用水冲去棱角，再装入保温袋中。在冰块装至保温袋中的1/2时，加入少量凉水，以填充冰块间的空隙，排出袋中的空气。旋紧袋口，检查确不漏水后，冰袋即制成。

酒精擦浴能使局部血管扩张，并利用酒精的蒸发作用带走热量，从而达到降温的目的。一般使用的酒精浓度为30%左右，按先上肢、后下肢的顺序擦浴，一侧擦完再换另一侧，最后擦腰背部。一般每侧肢体擦5分钟，全部过程约需30分钟。擦浴结束后用干毛巾将全身擦干，出汗多者应及时更换内衣、内裤，让患者感到凉爽舒适。

酒精擦浴时不要擦腹部，以免腹部受刺激后产生疼痛和腹泻；皮肤破溃处或有皮下出血点的患者不要用酒精擦浴；动作要轻柔，以被擦皮肤稍微发热为度；降温切勿操之过急，一般降至38.5℃左右即可。

专家小贴士

擦浴过程中应注意观察患者，如有体温骤降、面色苍白、口唇青紫、寒战等征象时，应立即停止擦浴，并盖上被子保暖，再饮一些糖水。

密切关注脑血管病患者呼吸变化

　　人体呼吸异常是反映脑功能障碍的标志之一，由于呼吸受大脑额叶、间脑及脑干不同部位的中枢调节，因此不同部位的脑结构损害可引起各种特殊呼吸障碍表现。对于脑血管病患者来说，由于梗死灶或出血灶直接压迫呼吸中枢，或由于颅内压增高，造成继发性的脑干受压，甚至脑疝形成，呼吸障碍极为常见。

　　脑血管病急性期由于脑水肿缺氧，患者嗜睡或昏睡中常常打呵欠。随着病情的进一步发展，呼吸频率、呼吸量的大小、呼吸的节律的异常亦相继而来。

　　呼吸暂停（每5～10次呼吸后，有12～30秒的呼吸暂停）提示病变在大脑半球。呼吸频率加快而节律正常者，常由于发热、肺部感染，酸碱平衡失调或脑干上部受损引起。双吸气、叹息样呼吸则是延髓呼吸中枢受损的表现。潮式呼吸（逐渐增减的过度换气与呼吸暂停交替周期性出现），提示主要病变部位在大脑半球深部或间脑。

专 家 小 贴 士

　　呼吸频率减慢或呼吸深浅快慢完全不规则，每分钟频率在12次以下，混有不规则的呼吸暂停，这常是枕大孔疝形成的表现，患者极其危险，为临终前的信号！

　　总之，脑血管病患者呼吸变化较大，呼吸的异常是反映脑干功能的最好指标，应该仔细动态观察，以防病情进一步恶化。

发生脑心综合征应如何积极抢救

　　脑心综合征是指因急性脑病主要为脑出血、蛛网膜下腔出血、急性颅脑外伤累及下丘脑、脑干自主神经中枢所引起类似急性心肌损害、心律失常、心肌缺血、心力衰竭者的统称。当脑病渐趋平稳或好转时则心脏病症状及心电图异常随之好转或消失。脑心综合征发生后，应积极进行抢救治疗：

　　（1）患者要绝对卧床休息，家属或医者不要过多地搬动患者。

　　（2）保持呼吸道通畅，低流量持续吸氧。

　　（3）患者要保持安静，避免躁动和抽搐，大便要通畅，必要时给予开塞露或肥皂水灌肠通便。

　　（4）限制液体进入量，24小时液体进入量限制在1500毫升以内。

　　（5）避免大量应用脱水剂及快速输液，以免加重心脏负担。

　　（6）必要时给予强心利尿剂，一般以小剂量多次给予西地兰（毛花苷C）为佳。每次不超过0.3毫克，配合速尿剂（呋塞米）20～40毫克。

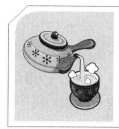

第二节 脑血管病
患者的日常护理

家属对脑血管病患者的正确护理对患者早日康复具有重要意义。患者出院后，家属应为患者创造一个和谐、温馨的家庭氛围，解除患者各种顾虑和精神负担，避免情感刺激。同时，还要对患者进行正确饮食护理、正确喂药、口腔护理、便秘护理、偏瘫护理、上消化道出血护理、褥疮护理等。

 ## 适宜脑血管病患者的家居环境

安静、整洁、舒适、美观、安全而又便于护理操作与康复锻炼的环境是患者治疗与休息期间的外部条件，对患者的早日康复具有重要意义。

◎ 保持安静

噪声是令人闻而生厌的声音，因此，家庭病室的环境应保持安静，要求家庭成员不要大声喧哗，电视机、音响音量要小，开、关门窗要轻，走路也要轻，一切操作要轻拿轻放。室内灯光不宜过亮，午睡时要拉好窗帘，把光线遮暗，夜间用壁灯，尽量为患者创造宁静的生活环境。

◎保持整洁

保持整洁包括患者自身和家庭病室环境两个方面。患者与家属要分床、分被，要做好晨、晚间护理，定期为不能活动的患者洗头、擦浴，勤更换衣裤和床单，经常保持患者身体的清洁、干燥。应选择阳光充足并通风的房间设置家庭病床，房间宜朝南，设单人床，病床可选用木板床，床上垫软垫或海绵垫，防止床铺过硬，以免使卧床瘫痪患者出现褥疮。床头宜靠墙，但不要直对窗口，床旁要留出一定的空间，便于护理操作。床下不要堆放杂物，床铺要保持清洁、干燥、平整，治疗后的用物及时清理，排泄物、呕吐物及时清除。每日湿式清扫病室三次，为保持室内空气新鲜，每日应开窗通风两次，每次30分钟，应避免对流风直接吹到患者身上。

专家小贴士

患者病室室内湿度以50%～60%为宜，温度以18～20℃为宜，但也应视病情、年龄、季节的不同而采取相应的措施。病室内留有一定的空间，患者不需要的物品不要放在病室内，配置适宜患者康复的器械，便于患者进行康复训练。

◎保持舒适、美观

患者的生活用品放在易于取到的地方，以满足患者自己自理生活的需要。家属之间要和睦相处，避免争吵，关心、爱护患者，可使患者的心情愉悦和早日康复。病室外窗台上可置鲜花或盆花，鲜花给人以美的感觉，绿色可有新生的朝气，可陶冶心情，享受花的美意，可消除患者低落、消沉的情绪。

◎注意安全

要为患者创造一个舒适安全的环境，使患者有安全感。对于脑血管病瘫痪卧床不起的患者要用床挡防止患者坠床。病床周围要少放物品，给患者留有活动的空间。冬天用热水袋取暖时要注意温度，对于昏迷和感觉功能减退的患者，热水袋的温度不能超过50℃并加套或大毛巾包裹后再给患者使用，注意观察局部皮肤，防止烫伤。室内地板要保持清洁、干燥，患者活动或进行康复锻炼要有家属陪护。对于居住平房的患者，室内火炉一定要用烟囱，并安装风斗，以防煤气中毒。

脑血管病患者的饮食护理

脑血管疾病的饮食护理在护理工作中占有重要作用。因大部分脑血管疾病都有不同程度的后遗症，生活不能自理，需家属和护士的帮助，尤其对吞咽困难和意识障碍的患者，不能从口进食，需从鼻饲管喂入，而饮食是维持生命的基本保证。因此，鼻饲饮食的营养成分和护理对保证脑血管疾病患者的健康至关重要。

如脑卒中患者的病情已经稳定，但有不同程度的意识障碍、吞咽困难时，应采用鼻饲饮食。将易消化的流汁状饮食，如豆浆、牛奶、浓米汤、新鲜蔬菜汁、果汁等分次灌入，或5～6次灌入混合奶1000～2000毫升，灌入食物不宜过热过冷，以37～39℃为宜。

对于失语的患者，家属应仔细观察患者喜好，多从手势及其他动作方面去了解患者对饮食的要求。对于没有失读的患者可将预备的饭菜写成字条交患者看，然后从其手势动作方面获取意见。对于能写字的失语患者，还应让其写出自己的想法和看法。

对于神志清醒、无吞咽困难但瘫痪不能自己吃饭者，应由别人喂食或协助吃饭、喝水。偏瘫者开始可取侧卧位进食，以后逐渐过渡到半坐位和坐位，并逐渐训练其自行进食的能力。右侧偏瘫者，应练习用左手进食，可借助特制的跨床桌椅支托餐具进餐。可先训练他们的用匙、握杯动作，而后再练习如何进餐、饮水。

专 家 小 贴 士

混合奶配制所需原料为鲜牛奶600毫升，鸡蛋2个，浓米汤350毫升，白糖50克，香油10毫升以及盐3克。配制方法分以下3步：

（1）把洗干净的鸡蛋磕开，放入干净容器内，加入白糖、盐、香油，然后用筷子搅匀。

（2）将鲜牛奶和米汤混合煮沸。

（3）将制成的鸡蛋混合液倒入煮沸的牛奶米汤中，边倒边用筷子搅拌，即成混合奶。此1000毫升混合奶中含蛋白质40克，脂肪40克，糖类120克，热量1000千卡。患者若并发糖尿病，免加白糖。

对于神志清醒但进食时有时发生呛咳者，则应给予糊状饮食，其饮食内容为肉末菜末稠粥、蒸蛋羹、肉末菜末烂面条、牛奶冲藕粉、水果泥或将饭菜用捣碎机捣烂后给患者食用。

总之，要采用不同的方法，随时了解他们对饮食的要求，这对稳定患者情绪、增进食欲是有帮助的。

如何给脑血管病患者喂药

给脑血管病患者喂药应注意以下几个方面：

（1）服用磺胺药与发汗药时要多饮水，可以防止尿中出现磺胺结晶，并可帮助发汗，有降温作用。

（2）助消化和对胃黏膜有刺激性的药物应在饭后半小时服用，以便药物和食物均匀混合，减少对胃壁刺激；喂糖浆类药物后不宜马上喂水，以免冲淡药液而影响药物效果。

（3）服用酸类、铁剂时应避免药物与牙齿接触，可将药液用吸管吸入，服药后再给患者漱口。

（4）健胃药应在饭前半小时喂入。

（5）喂服强心药或治疗心律不齐的药物前，需测量脉搏或心率，密切观察病情，以防发生不良反应。

（6）给鼻饲者或进食流质者喂药时，可将药溶于水中(药片要捣碎)后灌入或慢慢喂入即可。

（7）如心率少于每分钟60次，应暂停用药，并请医生检查。

脑血管病患者的口腔护理

口腔是消化系统的首要关口，也是呼吸系统的关口之一。脑血管病患者抵抗力弱，唾液腺分泌减少，故容易发生口腔细菌感染和真菌感染而发生口腔溃疡、腮腺炎、上呼吸道感染等并发症，因此，应注意口腔卫生，加强口腔护理。

口腔护理具体做法是每天早、晚各做1次口腔清洁，可用冷开水、生理盐水、3%双氧水（过氧化氢）或复方硼酸溶液棉签做口腔擦洗。要特别注意口腔内瘫痪侧颊部黏膜的清洁，以免食物残渣留于瘫痪侧而发生口腔感染。

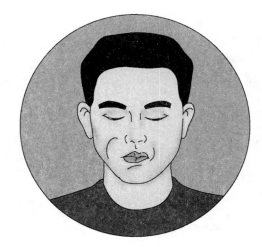

口唇干裂者可涂防裂油；口腔黏膜有破溃时，可用甲紫涂抹；有假牙的患者，应在每次饮食完毕，取下假牙用牙刷刷干净，清洁口腔后再戴上，以免挂带食物。睡眠前应取下假牙，并放在盛有冷开水的容器内；有真菌生长者，可于清洁后涂上制霉菌素甘油合剂或制霉菌素麻油(此药可自己制作，将2～3片制霉菌素片压成粉状，拌在甘油或麻油中即成)；留置鼻饲管者，也应注意口腔卫生。

脑血管病引发便秘的护理

脑血管病患者由于长期卧床不起，活动减少，进食量少，特别是吃含纤维素的食物较少，极易发生便秘。便秘虽然不算急症，但也常常给患者带来痛苦，或因用力排便，导致血压骤升，诱发再出血而危及生命。因此，脑血管病患者便秘也应积极治疗。

对轻症便秘者，可适当调整饮食结构，多吃一些含纤维素较多的杂粮、蔬菜、水果，如玉米、小米、高粱米、芹菜、菠菜、苹果、猕猴桃等，要多喝水，还要让患者每天喝少量蜂蜜，同时按摩患者腹部。经上述治疗后一般便秘便会解除。必要时可给予药物帮助排便。常用开塞露1～2枚，剪开口后直接挤入肛门内；或将肥皂剪成长条状，用温水稍加浸泡，从肛门塞入，尽量保留，直至便意急迫为止。此外，应养成定时排便的习惯，中医认为，早晨5:00～7:00是大肠的排毒时间，也就是说，我们晚上睡了，但肠道依然在工作，它们消化食物，并将残渣推送到结肠，在早晨5:00～7:00完成排便，因此应选择清晨5:00～7:00排便最佳。

专 家 小 贴 士

老年人的便秘是肠蠕动功能减弱所致，通常称为习惯性便秘。如果依赖于泻药，贪图一时之快，时间久了反而会形成恶性循环，导致肠蠕动无力，肠道更加干燥。此外，老年人大多脾肾阳虚，可有手足不温、乏力、气短等症状，若再多吃寒凉、生冷的水果，则可能越吃越便秘。老年人可常食核桃仁粥、松子仁粥等预防和治疗便秘。

脑血管病症见偏瘫的护理

对偏瘫者进行护理应注意以下几个方面：

（1）根据患者偏瘫侧肢体肌力的情况制定护理等级，注意偏瘫侧肢体的正确体位，保持大关节和手的功能位。

（2）肌力在Ⅲ级以下的卧床患者需放置床挡，以防患者自行翻身或坐起时坠床。对偏瘫侧肢体肌力Ⅲ级以下的患者，应定时协助翻身和进行肢体被动运动。

（3）肌力在Ⅳ级左右的患者，可以在扶持下行走，给予一级护理扶持如厕，并注意预防摔跤。

（4）对意识清楚患者，每日协助保持坐位数次，如为右侧肢体偏瘫患者，应训练左手使用餐具或练习写字。

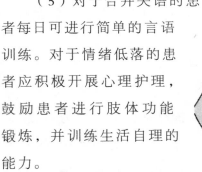

（5）对于合并失语的患者每日可进行简单的言语训练。对于情绪低落的患者应积极开展心理护理，鼓励患者进行肢体功能锻炼，并训练生活自理的能力。

（6）根据患者意识和肌力情况可在发病后数天后进行肢体功能锻炼；脑出血患者一般应严格卧床2～4周，在发病1周左右，如病情允许，可在床上进行肢体康复训练。

 ## 脑血管病症见上消化道出血者的护理

上消化道出血是脑血管病常见的并发症，其发生率高达30%，病情越重，上消化道出血的发生率越高。因此，急性脑血管病合并上消化道出血者预后差，病死率较高。上消化道出血一般发生在脑血管病的急性期，有的发生在发病后数小时内。小量出血时仅表现为呕吐或胃管内抽出咖啡样胃内容物，大量出血时可呕吐鲜血，并可能出现失血性休克，应给予紧急处理。上消化道出血时护理应注意以下几个方面：

（1）让患者平卧，头偏向一侧，小量出血患者下颌处放置一次性垫巾、弯盘；大量呕血的患者床旁应准备洗脸盆或水桶，以收集呕吐物。

（2）患者出血期间禁食水、药。定时测量和记录脉搏、血压、心率，有心率加快者可给予低流量吸氧。

（3）对于大量呕血的患者迅速建立静脉通道，有血压下降者配合医生进行抗休克治疗。此外，还应立即检查血常规、血型和做交叉配血试验。

 ## 脑血管病症见褥疮的护理

脑血管病患者出现褥疮时应采取如下护理方法：

（1）当患者身体受压部位出现皮肤发红、肿胀变硬时，应避免该部位继续受压，同时局部涂以2%的碘酒或0.5%的碘伏，每日数次，以防止皮肤进一步感染。

（2）当患者皮肤发红处出现水泡时，应在无菌操作下抽出水泡内液体，保持表皮完整贴敷，局部涂以0.5%的碘伏，每日数次，以保持创面干燥。

（3）当水泡部位出现表皮破损时，局部应涂以0.5%的碘伏，每4小时1次；创面可用新鲜鸡蛋内皮贴敷，以促进表皮愈合，并给予红外线灯照射，上午、下午各1次，每次15～20分钟。

（4）当表皮出现坏死，形成溃疡，面积逐渐扩大，并深达皮下组织时，局部应给予3%双氧水去除腐烂组织，再用生理盐水清洁创面，局部涂以0.5%的碘伏，保持创面干燥。每日换药1次，每次换药时用75%乙醇消毒周围皮肤。

（5）当溃疡深达肌肉组织时，需做局部清创手术，术前对创面分泌物做细菌培养和药物敏感试验，术后全身应用抗生素，创面用凡士林油纱覆盖，每日定时换药。

专(家)(小)(贴)(士)

　　对于长期卧床的患者每日应定时更换体位，白天2小时1次，夜间4~6小时1次，定时检查受压部位，用湿热毛巾擦洗及按摩隆起受压处。要保持床铺干燥、清洁，保持皮肤清洁、干燥，同时要加强营养，补充高蛋白、高维生素食物。

脑血管病寒冷季节的护理

　　脑血管病患者在寒冷季节应如何进行护理呢？

◎ 适量多饮水

　　脑血管病患者多饮水可减低血液黏稠度。增加饮水，尤其不应过度控制睡前水的摄入量。冬季是一年中比较干燥的季节，再加上冬季供暖，房间内空气湿度不够，因此，老年人晚上8时前不宜过分限水。

专(家)(小)(贴)(士)

　　睡前饮水并不包括饮茶或咖啡之类，因其有利尿作用，会促使水分的排出，增加血液黏滞度。另外，如果洗浴，应在洗浴前后各喝一杯水，以补充体内因洗浴而丢失的水分。

◎ 注意保暖

　　脑血管病患者要注意保暖。脑血管病患者多为老年人，老年人对环境温度的耐受性明显降低，在遇到寒冷刺激时，肾上腺分泌活动会增加，促使血液循环加快以抵御寒冷。但同时肾上腺分泌的激素增多会使血管收缩、血压升高，过高的血压会引起脑出血，加速的血流有使动脉粥样斑块脱落堵塞脑血管的危险，因此冬季脑血管病患者一定要注意保暖。

冷空气会使血管骤缩，管腔变细，如果管腔内有大量脂类沉积和硬化斑块则易使血液流通受阻。特别在夜里当衣着单薄离开温暖的被窝起夜时，这种寒冷刺激则会更明显。所以冬天脑血管病患者除了应根据气温的变化及时增减衣物避免受凉外，起夜时更应注意保暖。

◎ 不要贪吃

为抵御冬季的风寒，人们需要摄取更多的热量，于是餐桌上各种肉类食品明显增多，如涮锅、烤肉等，这就会增加高脂血症、动脉粥样硬化的危险性。脑血管病患者冬季进补应注意合理搭配，餐桌上除增补肉类食物外，每日水果和蔬菜不可少。在食用时不要过分追求口感，应少用调料，应少选用肥牛、肥羊、肥肠等，可多选择鱼类等海产品。

◎ 有新情况及时就医

生活中，患者和家人除了注意观察原有疾病的症状外，还应注意那些新出现的症状，如排出的大便颜色是否变黑（消化道出血）、刷牙时是否有出血等。如有异常改变，应及时就医。另外，当突然出现反复发作性眩晕、耳鸣、耳聋、步态不稳、言语含糊或手肩麻木时，提示脑血管病复发，应及时就医，以免错过最佳的治疗时机。

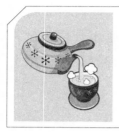

第三节
预防脑血管并发症

对脑血管病患者进行护理，还包括预防脑血管并发症的发生，如预防吸入性肺炎、肺部感染、泌尿系统并发症、癫痫、肩手综合征、褥疮、静脉血栓等。只有在护理的同时，有效预防并发症，才能使患者早日康复，不留或少留后遗症。

 ## 预防吸入性肺炎

一些脑血管病患者在恢复期时会出现颜面肌、吞咽肌群受损而发生吞咽困难。吞咽困难患者在饮食过程中，极易导致误吸而引起吸入性肺炎。因此，在对患者进行饮食康复训练的同时，要注意使患者保持正确的饮食体位。卧床患者应抬高床头30°～45°，头部前屈，偏瘫侧肩部以枕垫起，以利于吞咽动作，从而减少误吸机会。30分钟后，可取右侧卧位以有利于胃的排空，防止呕吐。留置胃管的患者，鼻饲前宜先确定胃管在胃内，并取半卧位方可鼻饲。

 ## 预防肺部感染

脑血管病患者通常存在不同程度的吞咽功能障碍，进食时如果忽略食物的性质，进食时的体位及患者的情绪等就容易发生误吸。临床上患者突然出现呼吸困难、呛咳、烦躁等症状，应立即停止进食，及时取出口腔内的固体食物，然后使用负压吸引吸出流体食物，患者取头低侧卧位，同时给予叩背，以防止窒息。严密观察患者的肺部情况。那么，脑血管病患者如何预防肺部感染呢？

（1）保持居住环境的温湿度正常，限制探视，防止交叉感染，避免着凉感冒。

（2）宜进软质食物，进食时速度宜慢，以防止误吸的发生。

（3）保持呼吸道通畅，清醒患者应鼓励其做深呼吸，重症患者定时翻身叩背，及时清除呼吸道分泌物。

（4）进食后保持半卧位30～60分钟，进食后清洁口腔，特别注意面部瘫痪侧颊黏膜的清洁，防止发生口腔感染。有义齿者每日睡前取下清洗。

（5）做好相关器具的消毒，如吸痰管路、超声雾化装置、氧气温化瓶、呼吸机的管路等，均应严格消毒后使用。

 ## 预防泌尿系统并发症

脑血管病患者往往继发泌尿系统疾病。泌尿系统并发症有尿路感染和尿失禁。尿路感染以女性患者居多，主要表现为尿急、尿频、尿痛等。应保持会阴部清洁，鼓励患者自主排尿，尽量不要导尿，如需导尿需严格无菌操作。脑卒中后尿失禁有多种原因，常见的有意识障碍、排尿中枢受损、表达障碍、膀胱功能障碍等。预防泌尿系统并发症主要是加强护理、局部按摩等方法。如有意识障碍者应该留置导尿。必要时还需应用抗生素进行治疗。

预防癫痫

　　脑栓塞、蛛网膜下腔出血、脑叶出血、分水岭脑梗死是引起脑卒中后癫痫发作的主要原因。脑卒中发病2～3个月后再发生的癫痫诊断为脑卒中引起的继发性癫痫，其发病率为7%～14%。

　　癫痫导致过量兴奋性氨基酸的释放，造成神经元继发性缺氧缺血，使神经功能障碍加重。脑卒中后癫痫一般较易控制，一是积极治疗原发病，二是早期治疗，给予足量有效的抗癫痫药。一种药物足量应用仍控制不住时可联合用药。

　　脑卒中急性期的癫痫发作称为痫性发作。对于脑卒中急性期的痫性发作可用抗痉治疗，孤立出现的一次痫性发作或急性期的痫性发作控制后，可以不继续长期服用抗痉药物；若出现癫痫持续状态，可按癫痫持续状态的治疗原则进行处置；脑卒中发生2～3个月后再次发生痫性发作则应按癫痫的常规治疗方法进行长期药物治疗。此外，对于有痫性发作危险性的脑卒中患者应保持气道通畅、持续吸氧、维持体温正常、纠正电解质紊乱及酸碱失衡、减轻脑水肿；但不推荐使用预防性抗痫治疗。

预防肩手综合征

　　肩手综合征是指在原发病恢复期间病侧上肢的手突然水

肿、疼痛及病侧肩疼痛，使手的运动功能受限制。严重时可引起手及手指变形，手功能完全丧失。预防肩手综合征应做到以下几个方面：

（1）患者在床上或轮椅上必须保持正确的姿势，特别是病侧上肢的位置。如果患者尚不能保持自己的病侧腕关节不处于完全掌屈位时，应让患者坐在轮椅上，把病侧手放在胸前的隔板上，直到患者能充分进行照料自己病侧上肢为止。这样有利于预防水肿的发生。

（2）防止病侧手的任何外伤，而且，尽可能不用病侧手背静脉输液，应提倡锁骨下静脉输液。

（3）在病侧上肢进行负重训练时，训练强度及持续时间应适当控制。必要时，治疗者应协助患者做这一训练的控制。在做上肢负重训练前，治疗师应确定躯干递加活动范围。一旦在治疗过程中，患者有疼痛及不适主诉时，治疗者必须改变患者手的位置。如坐位时，把患者病侧上肢伸展置于病侧躯体旁，病侧手放在治疗台上，体重向侧方移动时，手略外旋，这样可减小腕关节角度，即使这样，还有疼痛，则应立即停止训练。

预防褥疮

褥疮的预防重于治疗，预防脑血管病患者发生褥疮应做到以下几点。

◎ 勤翻身

有关资料显示，长期卧床者多半不是死于其原发病，而是死于褥疮继发感染引起的败血症。预防褥疮的一个通用法则是"2小时翻身法"，即长期卧床的患者应该至少每2小时更换一次体位，尤其是在夏天，勤翻身显得尤为重要。一般可交替采用仰卧位、侧卧位和俯卧位，每次翻身间隔不得超过2小时。最好在床头贴好翻身时间表，表中应列有翻身时间和体位。翻身时间要严格按时间表进行，不得随意更改。翻身动作要轻柔，避免拖、拉、推等动作，以防止皮肤擦伤。骨突部位可垫棉圈、气圈、棉垫、海绵垫等，避免压力过于集中。

专家小贴士

每次翻身前后要对褥疮多发部位的皮肤认真检查。当发现皮肤异常时，应立即采取积极措施，减少压迫，防止病情发展。为防止患者的局部皮肤受压过久，有条件的家庭可以给卧床患者铺上气垫床、波浪床等器具，使患者身体各处受压均匀，起到减轻患者局部受压的效果，有利于预防褥疮。

◎ 勤换洗

对大小便失禁的脑血管病患者要及时清除排泄物，避免刺激皮肤。被排泄物污染的衣服、床单、被褥等，要及时换洗，以保持皮肤的清洁和卫生，防止感染皮肤。

◎ 勤擦洗

受压部位的皮肤常受分泌物、汗液、尿液等污染，尤其大小便失禁的患者。若褥单下铺有防湿的、通气性差的垫子或布块等，更易于引起皮肤浸润和感染。因此要每天早、晚各擦洗受压部位1次，以保持皮肤的清洁和干燥。夏天在擦洗后还应扑上滑石粉。

◎ 勤整理

经常保持床铺的清洁、干燥、柔软、平整。每次翻身后要注意整理床铺，使之平整无皱褶、杂物，以防止擦伤皮肤。

◎ 勤按摩

要经常给患者做按摩，主要按摩褥疮好发的骨突出部位，以促进局部血液循环、改善营养、预防褥疮发生。常用的按摩药物有50％酒精或红花酒精（红花15克，当归、赤芍各12克、紫草9克，浸泡在60％酒精或白酒500毫升内，经4～5天后即可使用）。按摩时手掌紧贴皮肤，压力由轻到重，再由重到轻，做环形按摩。

◎ 饮食营养

营养不良的患者因皮肤对压力损伤的耐力下降，容易发生褥疮，而且治疗也困难。所以，平衡膳食、注意营养对卧床患者来说很重要，总的原则是高蛋白、低脂肪、高维生素、丰富的无机盐和微量元素、充足的水分、低盐饮食（每人每日食盐摄入量5～6克为宜）。

 预防静脉血栓

脑血管病患者如果长期卧床，运动量减少，血液回流速度会减慢，就容易导致静脉血栓的形成。因此，为了预防静脉血栓的形成，在患者病情允许的情况下，应尽早进行被动或主动的肢体康复训练，以加速静脉回流。对血液处于高凝状态的患者，可口服小剂量阿司匹林或复方丹参片等，以预防深静脉血栓形成。

预防肺栓塞

肺栓塞是指嵌塞物质进入肺动脉及其分支，阻断组织血液供应所引起的病理和临床状态。肺栓塞与深静脉血栓形成有关，是脑血管病患者的常见并发症。要预防肺栓塞的发生，需让患肢多进行主动和被动活动，防止血液浓缩。可以穿紧身裤袜促进静脉血回流。长期卧床的患者，应经常按摩下肢，或者使用预防血栓形成的药物。

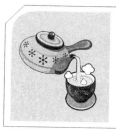

第四节

预防脑血管病复发

有关医学资料显示，得过一次脑卒中的患者复发脑卒中的概率要比没有发生过的人高一倍；在得过脑卒中的患者当中，1/3的人终生不会再发生脑卒中，余下的2/3会再次发病。无论前次发作的是脑出血还是脑血栓，复发之后的病情绝对会比前次严重得多，其中一半的人将成为重度残疾，严重的甚至直接导致死亡或成为植物人。由于目前医学上尚未出现有效的检测手段可以预报脑卒中，所以有过一次脑卒中的患者，一定要在生活方式上特别注意，预防脑卒中复发。

 警惕复发的早期症状

脑血管病症状缓解后如果出现以下症状，则预示着脑卒中的复发，应及时到医院救治。

（1）出现头晕、耳鸣。

（2）出现剧烈头痛、呕吐，甚至昏迷、癫痫发作。

（3）偏身出现麻木，或者另一侧肢体出现麻木无力。

（4）瘫痪肢体无力加重。

（5）平衡能力失调，站立不稳。

（6）看物体突然不清楚。

（7）讲话不清楚或者口吃。

（8）喝水呛咳、吞咽困难。

（9）走路不稳，眩晕发作伴呕吐。

此外，脑卒中患者有发热、咳嗽咳痰，或者腹痛腹泻，或心悸、心前区疼痛、胸闷等症状，说明患者有其他内科方面的疾病，也应立即送医院检查治疗。

 ## 消除复发的内在病理因素

脑血管病复发和首次发作一样，受多种因素影响，脑血管病复发的内在病理因素主要包括高血压、糖尿病、高脂血症、冠心病、动脉硬化、颈椎病等，应积极治疗，尽量减轻或消除这些危险因素。特别是高血压、糖尿病，不论有无不适症状，都应坚持长期正规治疗，使血压、血糖控制在正常范围内。其次，对动脉硬化也应尽可能地避免加重的一切因素。

 ## 避免复发的诱发因素

过度劳累、情绪激动、气候变化、烟酒刺激、压力过大等，是诱发脑血管病的外部因素，因此，要注意避免这些不良因素。此外，曾经患过一次脑血管病患者要耐心排便，切忌屏气用力，否则有诱发脑出血的危险。要采用坐便方式，这样可持久。平时饮食要多吃蔬菜、香蕉和纤维素多的食物，克服便秘。应保持乐观情绪和良好的心理状态，不可过度劳累，不可给自己太大的压力，并要注意气候剧变等客观环境的影响。

科学合理地安排饮食

　　注意饮食的营养结构，建立合理的饮食习惯，科学合理地安排饮食。食量应适当，不可饥饱失常。补充钙、镁。缺钙可促使小动脉痉挛，血压升高，每天摄入1克以上的钙，可使血压降低。镁与钙的作用相似，应多吃坚果、粗粮、海藻等富含镁的食物。限钠摄钾，应把食盐量降至每天6克左右；增加钾的摄入，可降低血压，预防脑卒中。多吃香蕉、桃、橙、菠菜、毛豆、甜薯、马铃薯等富含钾的食物。要戒除吸烟喝酒等不良嗜好。

坚持用药及加强体育锻炼

　　在脑血管病的康复期内，脑血管病患者可在医生的指导下，少量服用抗血小板聚集药及活血化瘀的中西药物。如复方丹参、潘生丁、肠溶阿司匹林、脑益嗪等，以减少血小板聚集和增进正常的血液流动，并应结合自身情况，开展适当体育锻炼，增强体质，提高抗病能力。适当晨练，不宜做剧烈运动，跑步、登山均不可取；散步、打太极拳、做柔软体操，可根据个人的具体情况选择，不可过量运动。

生活要适应自身生物钟

　　脑血管病患者症状缓解后，要预防其复发，就要养成良好的生活规律，即调节脑血管病患者的生活起居适应自身的生物钟。如早晨醒来后，不宜急于起床，要先在床上仰卧，活动一下四肢和头颈部，使四肢肌肉和血管平滑肌恢复适当张力，以适应起床时的体位变化，避免引起头晕。然后慢慢坐起，稍微活动几次上肢，再下床活动，这样血压就不会有大的波动。中午宜小睡，即使睡不着，也应闭目养神20～30分钟，晚上按时就寝，睡前用温水泡脚，然后按摩双脚及双下肢，以促进血液循环。温水洗漱后，先饮白开水一杯，以冲洗胃肠，通畅血循环，降低血液黏稠度，降低血压。

 ## 改变脾气暴躁的性格

预防脑血管病复发，就要下决心改变脾气暴躁的性格；保持平和心态，培养开朗性格，培养良好的人际关系。要善于自慰，达不到的欲望，不要强求，要有一种知足常乐的心态；放松紧张情绪，缓解应激反应；学会休闲，会劳逸结合。摒弃恶习，如戒烟、忌酒、不喝咖啡，更不要长时间打麻将、看电视。

 ## 庸医害人，勿乱投医滥用药

庸医害人，不胜枚举，脑血管病患者千万不要相信一些医药广告宣传，上当受骗。要知道，心脑血管病用药，最讲究"个体化治疗原则"，绝不可生搬硬套别人的用药经验。尤其是那些降压药、降糖药、镇静药、抗凝药、溶栓药等，服用不当可能会引起严重后果。因此，预防脑血管病复发，还是要去有条件的医院看病，与主治医生全面合作，按照医嘱用药，只有这样才会取得满意的治疗效果，防止脑血管病复发。

第七章

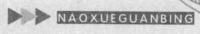

康复治疗：让你的亲人重获健康

　　脑血管病患者度过危险期后，就进入了康复锻炼阶段。康复对脑血管病整体治疗的效果和重要性已被国际公认。据世界卫生组织发表的资料，脑卒中患者经康复后，第一年末约60%可达到日常生活自理。康复训练有助于建立脑的侧支循环和改善脑的血液循环及供氧状态，促进自我调节功能的正常恢复。实践证明，凡能坚持康复训练者不但可以防止肌肉和关节萎缩，还可增强患者对外界的反应能力，对提高患者的生存质量有重要意义。那么，脑血管病患者如何进行康复训练呢？

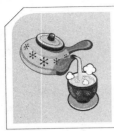

第一节

康复治疗的原则

　　脑血管病患者的康复治疗并不是随意进行的，它有一定的原则，如康复干预进行得越早，效果越好；一旦脑血管病发生，则应早期诊断、早期治疗，防止残疾的产生；脑血管病的功能训练就不单单是指对某器官的功能训练，其训练范围很广，包括运动、语言、认知、心理、职业与社会等的整体康复。只有了解了脑血管病的康复原则并认真执行，才能使脑血管病患者达到最佳康复状态。

 原则1：康复干预要趁早

　　我们知道，脑血管意外是一种高致死率、高致残率的疾病。据统计，血管意外的致死率超过30％，致残率可达到86.5％，早期、正确的康复干预可以大大地降低脑血管意外的致残率，减少各种并发症的发生，并使患者以积极的态度对待疾病，改善患者的精神状态，促进患者早日达到生活自理，回归社会。

　　越来越多的临床观察与研究表明：康复干预进行得越早，效果越好。脑卒中患者在生命体征如呼吸、心跳、血压等稳定后，就可以进行翻身、按摩及关节被动活动。家庭成员应尽量配合以利于日常的护理和照料。通常情况下，缺血性脑血管意外（脑血栓形成，脑栓塞）可于病情稳定后2～3天开始，出血性脑血管意外则可推迟至病情稳定后一周左右。

康复锻炼主要采用的方式有按摩、有别人帮助的被动运动和患者自己参与的主动运动。脑血管病患者进行康复锻炼时应注意以下两点：

（1）脑血管病患者应有一个安静、舒适的康复环境以及保持乐观的心态，家属或医生要多与患者交流。生活护理活动和探视尽量从患者的患侧接近，有利于促进和刺激患侧身体的活动。

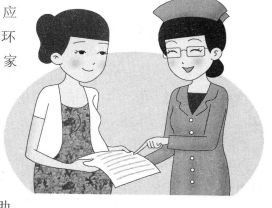

（2）家属要耐心帮助和诱导脑血管病患者逐渐恢复日常活动，要经常让患者从床上坐起。如果不能坐，至少每次吃饭时要扶患者坐起。如果能开始自己刷牙、剃须、梳头和穿脱衣服，即使花的时间较长，也要让患者自己去做，尽量用简单容易的方法完成。

此外，锻炼时，衣着要合身，避免穿过紧、过小的衣服，以免影响血液循环和活动。

专家小贴士

脑血管意外所致偏瘫患者易出现心血管并发症、摔伤与骨折、血栓性静脉炎、继发性肺梗死、急性期消化道出血等意外，因而在康复功能锻炼过程中，要注意危险因素的存在与预防。偏瘫患者若有明确的急性炎症存在，如发热超过38℃、白细胞数明显升高或感冒、一般状况差或处于脏器功能失代偿期，则不宜进行功能锻炼。

原则2：防治残疾从预防诱因开始

在脑血管病未发生时应积极预防各种诱因，如高血压、高脂血症、糖尿病、动脉粥样硬化、颈椎病等疾病，以预防脑血管病的发生。如果残疾已经产生，则应在临床治疗的同时，采取相应的康复治疗措施，防止残疾继续恶化、加重，将残疾程度尽可能减轻。

原则3：功能训练范围要广

脑血管病患者的康复治疗与临床治疗不同，要解决的问题不是治愈疾病，而是恢复机体的功能。所以，脑血管病康复治疗的着眼点不仅是遭受损害和功能障碍的器官或肢体的康复，更重要的是要满足患者个体生活、家庭生活、社会生活和职业劳动等方面的需要。因此，脑血管病的功能训练就不单单是指对某器官的功能训练，其训练范围很广，包括运动、语言、认知、心理、职业与社会等的整体康复。理想的功能训练结果应该是脑血管患者既能独立完成必需的功能活动，同时又能适应环境。

专家小贴士

积极预防和治疗与脑血管病有关的并发症，如肩痛、肩手综合征、褥疮、尿路感染、肺栓塞、下肢深静脉血栓形成等，有利于患者的功能训练和功能恢复。

原则4：积极履行社会康复

对于脑血管病致残者来说，不能参加或不能很好地参加社会生活，不能平等地分享社会经济、文化发展的成果，这是不公平的，对社会来讲也是一种损失。为了使脑血管病致残者不离开社会生活的主流，康复治疗应该能使致残者改善机体功能，适应社会环境，同时又要对生活和工作环境做必要的改变，使之适应致残者的功能状况，以便使致残者能够作为社会上的一个成员，重新参加社会活动，分享社会福利，同时履行社会康复，为社会再做贡献。

原则5：谨遵宜忌把握训练分寸

有以下情况的脑血管患者不应做训练治疗：

（1）舒张压>120毫米汞柱，收缩压>195毫米汞柱。

（2）安静休息时心率>100次／分。

（3）有劳累性心绞痛。

（4）心功能不全在Ⅱ级以上。

（5）合并有心肌梗死。

（6）上消化道出血。

（7）呼吸道感染。

（8）体位变化或运动时血压的反应显著异常。

（9）体温在38℃以上。

（10）重度心律不齐。

此外，训练中如果出现头晕、恶心、心绞痛、呼吸困难、心律不齐增多至10次/分以上、脉搏>140次/分、收缩压上升>40毫米汞柱或舒张压升高>20毫米汞柱时要及时终止训练，然后请康复医师诊疗后决定能否继续训练。

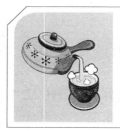

第二节
康复治疗的常用方法

　　对脑血管病患者进行康复治疗的方法有很多，如运动功能康复训练、感觉障碍的康复训练、作业疗法、日常生活动作训练、言语障碍康复训练、吞咽困难的康复训练、认知功能训练、心理康复训练等。只有正确掌握脑血管病患者康复治疗的方法，才能有效克服患者的功能障碍，以期早日康复。

 运动功能康复训练

◎急性期康复训练

　　脑血管病急性期即早期卧床期，在这个时期，不良姿势能够促进肢体痉挛，影响功能恢复。因此，脑血管病患者从急性期卧床开始，就应注意为肢体功能的恢复做准备，以保持"良肢位"为主。"良肢位"是从治疗角度出发而设计的一种临时性体位，对痉挛模式、预防肩关节半脱位、早期诱发分离运动能起到良好的作用。

　　（1）正确的卧床

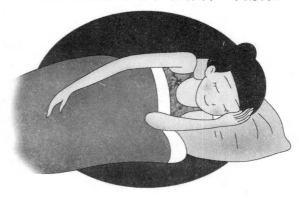

姿势训练。正确的卧床姿势分为3种：①仰卧位。仰卧位是脑血管病发病初期不能耐受其他体位时采用的。头部枕在枕头上，枕头高度要适当。肩膀下、臀部下垫高2～3厘米。上肢置于身体的两侧，手指伸展。下肢自然平伸，患侧膝关节外下方垫一软垫，防止髋关节外旋。患侧踝关节保持中间位，防止足尖下垂，足底处不应放置支撑物。②患侧卧位。患侧卧位是最重要的体位，对患者是很好的感觉刺激。具体做法是头放于舒适的体位，躯干稍向后仰，腰背部放枕头支撑。健侧上肢可放在身体上或后边枕头上。健侧下肢放在舒适的体位，患侧上肢平伸于体侧，手指伸展，患侧下肢屈曲。③健侧卧位。健侧肢体放在任何舒适的位置，患侧肢体上、下肢都用枕头支撑。

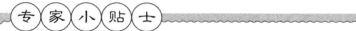

专家小贴士

　　训练时应注意床放平，患侧内不应放任何物体，床上卧位期应从患侧多给予刺激，强调变换体位，任何舒适的体位均不应超过2小时，防止发生褥疮。

　　（2）正确的床上坐位训练。训练正确的床上坐位，家属首先要保持患者躯干的直立，为此可以用大枕垫放于身后，髋关节屈曲90°，双上肢置于移动小桌上，防止躯干后仰，肘及前臂下方垫枕，以防肘部受压。

　　（3）维持关节活动度的训练。关节活动度的训练应早期开始，急性期宜在病房实施。一般每次10～20分钟，每日做2～3次。活动某一关节时，近端关节要充分固定，以防止替代运动。如活动肘关节时，要用手按住肩关节。各关节的每个运动方向均要进行训练。手法要缓慢、柔和、有节律，避免产生疼痛。对伴有疼痛的关节，训练前可进行热敷或中药熏洗等治疗，以减少活动时的疼痛。两侧肢体均要进行训练，先做健侧，后做患侧。有的人理解为只训练患侧肢体，这是不对的，健侧肢体如果长期不动会出现肌肉萎缩和疼痛。

（4）正确的椅子坐姿训练。与卧位相比，坐位有利于患者躯干的伸展，可以达到促进全身身体及精神状态改善的作用。因此，在身体条件允许的前提下，脑血管患者应尽早离床，采取坐位训练。但是，坐位时只有保持正确的坐姿，才能起到治疗和训练的目的。治疗者应该随时观察患者的坐姿，发现不良坐姿并及时纠正。坐在椅子上时，患者的头、颈、躯干应保持左右对称，躯干伸直，髋、膝、踝关节保持90°屈曲位，臀部坐在椅子后部，双侧臀部应均等负重，小腿与地面垂直。两足平行、双足间距与骨盆同宽，有利于稳定骨盆，并可分担身体重量。要防止患肩下沉、后撤、髋外展、外旋、踝内翻。坐在椅子上的不良姿势是头、颈、躯干不对称，患侧下肢外展、外旋、足下垂、内翻，双侧臀部负重不均。出现不良姿势时需要及时做出矫正。可先用有靠背和扶手的椅子训练，待患者的平衡能力掌握较好后可使用无靠背和扶手的椅子。

（5）正确的轮椅坐姿训练。脑血管患者坐在轮椅上时，患者要将臀部尽量靠近轮椅坐面的后背，挺直身体，双眼平视，两肩放松。轮椅上可加一饭桌。患者肩部向前，肘关节伸展，前臂旋前，腕关节轻度背伸，双下肢自然屈曲，双足可放在踏板上或健足着地，以配合上肢驾驶轮椅。不好的轮椅坐位姿势表现为瘫痪的一侧背部斜靠在后方，上肢滞后，髋关节外旋，膝倒向外侧。可在背部与轮椅之间放置一垫子，使躯干呈对称状，在大腿与扶手之间放置一垫子，抑制髋关节外旋。

（6）坐位平衡训练。脑血管病患者的坐位平衡训练比较重要。偏瘫患者不能坐或者坐不稳，主要是由于躯干控制及平衡能力下降所致，训练坐位平衡的前提是要保证正确坐姿，通过不断练习，逐渐提高躯干控制能力，并获得良好的坐位平衡能力。主要应采取以下3种方法：①静态坐位的平衡训练。静态坐位平衡练习重点是恢复躯干的控制能力，练习中注意要让两侧臀部均等受力。在偏瘫早期，由于患者长期卧床致力量不足及肌张力低下等原因，很多患者在坐位时都采取了骨盆后倾、脊柱变曲的姿势。对此，应及早矫正，使患者躯干保持直立，从而为以后的行走打下良好的基础。②左右方向的平衡训练。患者坐座椅上或床边，自行旋转身体练习平衡。如果患者平衡能力不足，也可以求助辅助者，方法是辅助者位于患者的后方，双手握住患者的肩部向左右推患者，破坏其平衡以使其恢复平衡。或者向左右旋转患者身体，练习平衡。③前后方向的平衡训练。患者坐座椅上或床边，双脚平放于地面，患者将自己身体缓慢前倾，上肢向前移至将失去平衡再将身体恢复，为避免失去平衡，需前方有人保护。也可前后轻推患者身体，练习恢复平衡的能力。

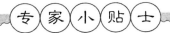

　　辅助者站在患者一旁，待患者快要倾倒时予以扶正，随着身体耐力的提高逐渐增加保持独立坐位的时间。

　　（7）转移动作训练。转移动作训练包括床上的转移（仰卧位的侧方移动和翻身）、床上起坐、自床向轮椅的转移、自轮椅向床的转移等。①床上翻身训练。患者在床上进行翻身训练能刺激全身的反应和活动。促进血液循环，预防肺部感染和泌尿系感染，预防褥疮的发生和预防关节挛缩、变性等并发症。可以向健侧翻身，也可以向患侧翻身。患者自己不能翻身时，要由他人帮助完成翻身动作，一般1～2小时翻身一次，翻身后必须保持良好的肢体位置。当瘫痪肢体的功能稍有恢复，即可开始训练自主翻身。患者不能伸肘时采用健腿翻身法。方法是患者取仰卧位，用健手将患肢屈曲置于胸前，并以健手托住肘部，将健腿插入患腿下方，借助身体向健侧转动的同时，趁势用健腿搬动患腿，翻身健侧。当患者能伸肘时采用摆动翻身方法。方法是患者取仰卧位，双手十指交叉，患手拇指放在健手拇指上方。向上伸展上肢，屈膝将双上肢摆向健侧，再摆向患侧，可以重复摆动一次，借助惯性，将身体翻向患侧。②床上起坐训练。床上起坐训练首先应进行辅助下坐起训练。方法是辅助者站在患者患侧，先将患者移至床边，使患侧靠近床边，将患侧膝关节屈曲，小腿重在床边外。让患者用健手支撑起上身至床边坐位，辅助者辅助躯干抬起。然后再进行健侧坐起训练。方法是让患者将健足插到患足下，翻身至半侧卧位，用健侧腿将患腿移至床边，垂下小腿，再用健侧肘撑起上身，伸直上肢至床边。③自床向轮椅的转移训练。家属将轮椅放于患者的健侧床边，刹住。患者用健手扶住轮椅扶手站起，再扶远处的扶手，半转身，坐在轮椅坐席上。④自轮椅向床的转移训练。让患者从健侧接近床边，轮椅与床之间成45°左右，刹好手刹。患者身体向前移动，移开踏板，辅助者将一只脚放入患者双脚之间，用手扶住患者腰背部，让患者站起以健侧脚为轴，半转动身体，坐到床沿上，辅助者再用单手插入患者膝下，用另一只手托患者脖子，让患者躺下。

专家小贴士

如果患者能力不足，可让患者向前移动臀部，辅助者在腰部抓住裤子或皮带，用另一只手按住患者膝关节，辅助患者站起来，患者健身扶住轮椅扶手，半转身，再扶远处扶手坐下。

（8）活动肩胛骨。活动肩胛骨可以在仰卧位和健侧卧位或坐位下进行。

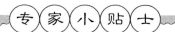

专家小贴士

注意训练不可太多。很多家属急于让患者恢复机体功能，帮助患者反复做屈伸关节的动作，由于做得次数太多，反而诱发肢体痉挛的发生及引起滑囊炎而致关节疼痛。

◎恢复期康复训练

脑血管患者病情稳定，可以维持坐位30分钟，逐步进行恢复期康复训练。

（1）上肢功能训练。上肢功能训练如双手交叉上举训练。具体方法是取仰卧位，用健手将患手拿至胸前，双手交叉，患侧拇指在上方，健手手指分别插入患手指间，手掌相对握手，然后以健手带动患手向天花板方向做上举动作。每日数回，每回10次，直至患侧可独立完成上举动作。在完成双手交叉上举训练的基础上，进行上举后向左、右两侧摆动的训练，摆动的速度不宜过快，但幅度应逐渐加大，并伴随躯干的旋转。本训练对上肢功能的改善非常有利。

（2）下肢功能训练。恢复期下肢功能训练主要以改善步态为主。具体的训练方法有踝关节选择性背屈和跖屈运动、双下肢做步行状，自立位向前迈出患侧下肢，患侧下肢负重及平衡能力，向后方迈步，骨盆及肩胛带旋转。

（3）桥式运动训练。取仰卧位，患者将上肢伸直放于身体两侧，双下肢屈膝，足平踏于床上，用力下踩，将臀抬起，并控制住，下肢保持稳定，尽可能达到充分伸髋，保持2~3秒钟，勿憋气。桥式体位是一个良好的抗痉挛体位，是自理训练的第一步，为坐位和站立位做好准备。

感觉障碍的康复训练

许多脑血管病偏瘫患者在运动障碍同时还伴有感觉障碍，出现感觉丧失、过敏、迟钝等症状，这种情况会严重影响其运动功能。因此，如果将感觉训练、运动训练截然分开收效甚微，必须建立感觉—运动训练一体化的概念。

在偏瘫恢复初期，许多治疗者往往把训练和恢复的重点放在运动功能恢复方面，其实这是一个误区，治疗者应该对运动障碍和感觉障碍给予同等重视并加以训练。

（1）上肢运动感觉机能的训练。偏瘫患者可以经常使用木钉盘，如将木钉盘上的木钉稍加改造，在木钉外侧用各种材料缠绕，如棉布、毛织物、砂纸、塑料纸等，在患者抓握木钉时，通过各种材料对患者肢体末梢的感觉进行刺激，以提高其中枢神经的知觉能力，就可以使运动功能和感觉功能同时得到训练。

（2）患侧上肢负重训练。患者取坐位，肩关节轻度外展、外旋、肘伸展，腕关节背屈，手指伸展支撑于体侧，将重心逐渐移向患侧，维持数秒，再恢复原位。患者有负重能力后，治疗者可在患肩沿上肢长轴方向加压，以增强上肢的稳定性。此训练是改善上肢运动功能的训练方法之一。这种运动不仅对运动功能有益，对感觉功能也有明显的改善作用。

训练上肢动作为主的作业疗法

作业疗法是指应用有目的的、经过选择的作业活动，对于身体上、精神上、发育上有功能障碍或残疾，以致不同程度地丧失生活自理和职业能力的患者，根据患者的生活环境、工作环境、文化背景等，选择不同的作业活动内容，进行治疗和训练，使其恢复、改善和增强生活、学习和劳动能力，作为家庭和社会的一员过着有意义的生活。换句话说，作业治疗是座桥梁，把患者个人和他的家庭环境及社会联结起来，从患者的个人功能的潜力和需要出发，经过作业的训练和治疗，逐步适应家庭和社会环境，通向正常生活方式的彼岸。作业治疗初期多以游戏类为主，配合一定的有专业色彩的治疗作业。

对于脑血管病患者来说，训练上肢动作为主的作业疗法有锯木、磨砂板、钉木板、编织、调和黏土、拧螺帽、珠算、锤钉、拧龙头、捡珠子、套圈、投篮、滚筒、滚球等。训练下肢动作为主的作业疗法有蹬自行车、蹬缝纫机等。

日常生活动作训练

脑血管病康复的最终目的是提高自理能力，日常生活能力的训练实际上是贯穿始终的，主要包括以下方法。

◎ 穿脱衣服训练

由于偏瘫患者双上肢不能配合穿衣动作，常为单手操作，所以，要对衣服、裤子等进行改进，并学会用特殊方法穿脱衣服。上衣最好穿宽松的、有弹性的、开胸式上衣。

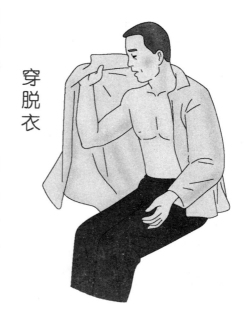

穿脱衣

裤子穿腰部有松紧带的、宽松的裤子。

（1）穿套头衫。脑血管病患者穿套头衫时，首先在双膝上整理好衣服，使衣领在远端，领部的标签在上方，偏瘫侧手臂伸进衣袖里，健手将袖子拉到肩部，然后健臂穿入另一袖子。抓住套头衫的背面套过自己的头，同时，身体前倾使患者手臂保持伸直。脱衣服时先脱健肢，后脱患肢。

（2）穿开衫衣服。患者坐稳后先穿患肢，后穿健肢。穿开衫衣服时，患者将衣服横放于双膝上整理，让衣袖悬垂于双膝之间，使偏瘫侧手容易穿入其中，然后将衣袖沿手臂上拉到肩。肘关节保持伸展，肩胛前伸。患者健手从身后绕过去抓住衣服，把它拉向健侧，直到健臂能穿入另一衣袖。脱衣服时先脱健肢，后脱患肢。

（3）穿裤子。脑血管病患者首先将患腿交叉放在健腿上，用健手将裤腿穿进患腿，患足平放于地上，患手放于膝部，家属在一旁稳定患腿及保持体位的平稳，患者用健手将裤子穿进健腿，双膝负重站立，并将裤腰拉至腰部。裤子以有松紧带的为宜。整个穿衣过程中患侧上肢保持充分前伸，避免屈曲放于胸前或自然下垂。

◎ 穿鞋袜训练

穿袜时用健侧手食指、拇指将袜子撑开套在患侧足上，往上拉。穿鞋时先用健侧手把鞋子套入患侧脚趾，患侧手抵住患侧膝盖加压；健侧手拉鞋帮，健手穿好偏瘫侧鞋袜，平放地上，然后健手再穿健脚的鞋袜。穿鞋时，注意选择鞋底较硬、鞋帮较高、带有尼龙扣带的鞋为宜，旅游鞋较好，对踝关节有良好的稳定作用，减轻足内翻。在整个动作过程中，要学会维持身体的平衡。

◎ 进食动作训练

脑血管病瘫痪患者进食时最好取坐位，因为只要患者能坐起来，就会有一定的平衡能力，即使坐位平衡不稳，如果有家人照顾，也应该坐位进食，坐轮椅进食较为安全。进食时要注意患侧上肢的位置，上肢以伸展位平放于餐桌上，掌心向下，健手进食。

◎ 洗脸、刷牙动作训练

脑血管病偏瘫患者有一定的立位平衡能力时，就应到洗手间洗脸、刷牙。不能站立的患者可坐在轮椅上或椅子上进行。坐位洗漱时，偏瘫侧手放于洗手池上。用健侧手洗患侧手臂。清洗健侧手臂时，将毛巾放于水池上，手和手臂就放在上面擦洗。擦干健侧手臂时，将干毛巾放在腿上，手和手臂就放在上面擦干。拧干毛巾时，可将毛巾挂在水龙头上，用健手拧干。

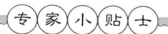

上肢无力不能伸直或支撑不住的患者，由家属扶住患肢肘部伸直。不可自然下垂患侧上肢或将其屈曲放置于胸前。

◎ 洗澡动作训练

脑血管病偏瘫患者洗澡时，应将健手拿淋浴喷头和搓澡工具清洗。为了更好地擦干后背，患者可将毛抛过一侧肩，披于身后，抓住毛巾的另一端横擦后背，然后再换于另一侧肩上，以同样的方法擦干。

◎ 上下楼梯训练

脑血管病偏瘫患者上楼梯时，首先应用健手扶住楼梯扶手，重心移至健腿上，辅助者辅助患者重心向前，当重心移到健脚上时，辅助患脚迈到第二个台阶上。下楼梯时，患者应站在楼梯前，用健手扶住扶手，重心移至健腿上，先用患脚下楼梯，辅助者可控制患腿膝部，使其向前，重心移至患脚上。辅助者应控制患者的患脚，使其健脚下楼梯。

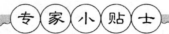

专家小贴士

用手杖协助上楼梯时，应用健手持杖，重心移至患腿，手杖和健脚先放在上面的楼梯上，伸直健腿，患腿屈膝迈上楼梯。下楼梯时，用健手扶杖，重心移至健腿，手杖和患脚先放在下面的楼梯上，重心移至患腿，健脚迈下台阶。总之，上楼梯时是先迈健腿，下楼梯时先迈患腿。

 言语障碍康复训练

脑卒中患者的言语障碍包括失语症及构音障碍。

◎ 失语症的康复

脑卒中的失语症是指因与语言功能相关的脑组织的病变造成患者对人类交际符号系统的理解和表达能力的损害。失语症可有许多类型，每一个类型都有它特殊的表现，如失语症患者能看到文字，但不能看懂其含义；其听力是正常的，能听到声音及他人的讲话，但不能理解其意思；想表达自己的思想，但不能找到恰当的词语；文字表达能力减弱，构词困难、笔画凌乱等。脑卒中发病后失语症的康复治疗越早越好，在急性期过后，患者病情比较平稳，能保持坐位30分钟以上即可开始。根据患者语言评定的结果制订相应的听、说、读、写的治疗计划，对不同类型失语症采取不同的训练方法。有一种是刺激疗法，即通过对各种感官的言语刺激，如要学会"草莓"二字时，可写出草莓，读出草莓，呈现草莓，最后还可尝尝草莓的味道，多感官刺激，重复刺激，要有足够的听刺激。如有需要还可对引出的反应进行矫正，进行鼓励、赞扬使之强化。要从听、说、读、写四个方面来训练患者，由简到繁，由易到难，从词句、短句到长句，循序渐进。

◎ 构音障碍的康复

所谓构音障碍，是指支配言语动作的神经系统的损害和肌肉病变造成发音器官的肌无力、瘫痪、肌张力异常和运动不协调等出现的发音、发声、共鸣、韵律等异常，表现为咬字不清、发音不准，音量、音调及速度、节律等异常和鼻音过重等言语听觉特征的改变。具有构音障碍的患者虽然保留着进行交际所必需的语言符号系统，但他们不能清楚地说话，常伴有吞咽、咀嚼和控制流涎的困难。构音障碍患者必须尽早进行发音训练，可以做以下一些训练进行康复。

（1）松弛疗法。松弛疗法又称放松疗法、放松训练，它是按一定的练习程序，学习有意识地控制或调节自身的心理生理活动，以达到降低机体唤醒水平，调整那些因紧张刺激而紊乱了的功能。具有构音障碍的脑血管患者可做肩、颈、头、胸腹、背、上肢、下肢等躯体随意肌群的松弛，可降低言语肌肉的紧张性，为呼吸和发音打下基础。

（2）呼吸训练。当患者存在呼吸不均匀现象时，应先训练患者呼吸；双手摸患者两胸肋部，嘱咐患者吸气，吸气后嘱咐患者稍停，双手向下轻压，然后嘱咐患者均匀呼气，如此反复。亦可教患者先用口呼气，再用鼻呼气，以利调整呼吸气流，改善语言功能。

（3）发音训练。构音障碍患者可进行声母、韵母、音量、音调等的练习，以改善语言功能。

（4）发音器官运动训练。如做舌运动，具体方法是张大嘴，做舌的外伸后缩运动；将舌尖尽量伸出口外，舔上、下嘴唇、左右口角；并做舌绕口唇的环绕运动、舌舔上腭的运动。每项运动重复5次，每天2～3次。另外，还可做唇、软腭等的运动。

（5）言语清晰度的训练。发音训练是提高语言清晰度的基础。如可以教患者学习发（pa，ta，ka），先单个连贯重复，当患者能准确发音后，3个音连在一起重复（即pa，ta，ka），每日重复训练多次，直到患者训练好为止。

（6）语言节奏的训练。重视重音、语调及停顿的练习，根据句子的意群用符号标记出来，调节呼吸，使语义鲜明。

吞咽困难的康复训练

脑血管病继发的吞咽障碍已越来越被人们重视，因为吞咽障碍对患者营养的维持、疾病的康复以及生活质量都有很大影响。吞咽障碍主要表现为进食困难，一吃食物就会发生呛咳，特别是饮水或进食流汁时呛咳更为明显，常可引起吸入性肺炎或阻塞气道而危及生命。尽管急性脑血管病的吞吐咽障碍85%以上经过治疗可恢复或减轻，但治疗如不及时，丧失了恢复的最佳时机，可导致终身鼻饲进食。因此，对急性脑血管病有障碍的患者应尽早撤离鼻饲，进行吞咽功能的训练。要解决脑血管患者进食困难问题，重要的是对患者加强吞咽功能的训练，具体训练方法是让患者练习以下口部动作：

（1）让患者张口发出"啊"的声音。

（2）用舌舔口腔各个部位。

（3）张口做咀嚼食物动作。

（4）口唇紧缩做吮吸动作。

（5）咽喉部做吞咽动作。

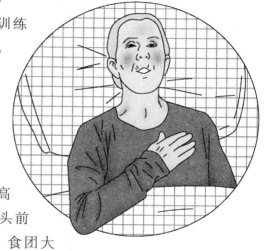

上述五种动作反复交替训练15分钟，每天训练3～4次。通过上述动作的综合性训练，可提高口腔、舌、咽喉肌肉运动的力量和协调性，改善吞咽功能。具有吞咽障碍的患者进食时最好取坐位，卧位患者可用枕头将头部抬高30°。患者吞咽食物时应低头前倾，以避免吞咽时引起呛咳。食团大小要适宜，一般以一汤匙大小为宜；患者不宜进食流汁或过稀的食物，因为这种形态的食物更易使患者发生呛咳或误入气管。食物应磨烂或剁碎并调制成冻状或糊状，便于患者顺利吞咽，进食食团后要嘱咐患者反复吞咽数次，使食物全部咽入食管。只要加强康复训练，采用正常的进食方法，一般经过2～3个月后能逐渐恢复吞咽功能。

专家小贴士

患者饮水时不要用吸管，吸管吸水可使水直接到咽喉部而进入气管引起咳嗽，要让患者用杯子饮水，由口腔、舌、咽喉等肌肉协调运动把水送入食管。

认知功能训练

认知障碍由多个认知域组成，包括时空定向、记忆、计算、结构能力、执行能力、语言理解和表达及应用等方面。脑血管病患者常常伴有不同程度的认知功能障碍，包括注意、记忆、定向等方面的功能障碍。

认知功能治疗法是指反复练习与日常功能活动有密切联系的活动，如烹调食物、在转椅上转圈等训练患者认知功能的方法。康复过程中对认识功能障碍的训练需要有针对性，由易到难，反复强化。

功能治疗法常包括代偿方法，就是让患者了解自身的残疾情况，选择替换的方法或改变环境，如患者丧失用筷子吃饭的能力，可以用勺子代替。训练患者保持用勺子吃饭的能力，训练的过程要从易到难，分步进行。先是训练患者用特制的大饭勺捞起大块的东西。训练完成后，再用普通的饭勺捞大小适中的东西。训练熟练后，再练习盛米饭，最后练习盛汤喝。

认知康复训练的内容重点要放在维持日常生活功能、解决行为问题和保持交流、提高生活质量上。提供外部帮助可以减少对受损记忆功能的依赖。外部帮助要有针对性，提供的帮助尽量控制在最低水平。还可以采用行为矫正疗法，照料者定时催促患者排便，可以有效减少尿便失禁。

此外，环境改造也是代偿损失功能的一种方式，对于改善记忆障碍是有好处的。如多做户外活动，保持与大自然的接触。播放患者喜欢的音乐，减少噪声，可以减少行为异常。浴室可以专门改选，简单易用，要有防滑设计。室内保持适当的刺激，光线要柔和，尽量用自然光等。

专家小贴士

应经常给患者一定的刺激，让患者接触周围环境，不要让患者孤立地待在房子里。如果患者听觉或视觉有障碍，应让患者配置助听器、眼镜等工具，这样有助于患者加强与外界的联系，解除患者的心理障碍，如消沉、抑郁等。这样才能激发患者的兴趣，提高患者的信心，有利于克服认知障碍。

 ## 心理康复训练

脑血管病的高发病率、高致残率，对患者的身心会产生极大的影响。脑血管病患者往往会产生各种不同的心理障碍，临床表现有心境抑郁、焦虑症状、认知功能障碍、意志行为障碍等。发生心理障碍的原因很多，主要是脑损伤直接作用的结果和社会心理因素作用的结果。脑血管病患者对自身疾病的性质和预后的了解，对自己智能减退的察觉、患病后机能缺失所致自主生活能力的下降，依赖别人照料生活，工作和能力的丧失，经济收入的损失，家庭和社会支持不良等社会心理因素均可导致患者产生情绪低落、压抑、沮丧、苦闷、自卑等抑郁状态，这些对患者的恢复和预后均影响很大，因此，要特别关注脑血管病患者的心理康复问题。

根据脑血管病患者各自情况不同，可以经历以下5个时期的全部过程，也可能只经历其中的1～2个时期。

◎ 震惊期

脑血管病发生后，患者往往表现为不知所措，且不能正视和接受自己肢体的瘫痪，不敢想象后果将会如何。感情和身体处于麻木状态，沉默，这种情况会持续几小时甚至几天。

应对措施：家人要密切关注患者的感情变化，及时给予紧急情况的照顾与处理；采用安慰、解释为主的支持疗法，从而缓解患者恐惧不安的情绪。另外，可根据病情和医嘱给予少量镇静药物。

◎ 否认期

患者对康复的预期太高，往往超过身体恢复的实际可能性，甚至要求恢复到病前的身体状况。其实这是患者对自己的残疾或疾病抱有侥幸心理，拒绝承认所处环境及其影响，对病情产生部分或完全曲解以躲避心理负担与痛苦。此期是机体应付痛苦的思想或情感的一种方式。

应对措施：此时应鼓励患者积极参加康复训练，不宜将不良后遗症告知患者，不要破坏他们的"梦想"。因为在疾病的恢复过程中，患者会慢慢对自己的病情有所认识。

◎ 抑郁期

这个时期，患者往往对前途悲观失望，主要表现为苦闷、沮丧、消沉，有无用感，甚至想放弃治疗。少言寡语，对外界任何事情不感兴趣，如对以往的爱好失去兴趣或兴趣下降，夸大自己的弱点，自我评价降低等。

应对措施：此期家属要注意转移患者的注意力，以达到稳定其情绪的目的。要真诚关心患者，找出他们的优点，实事求是引导他们的思路，帮助患者分析自己有利的一面，对患者的有利因素给予鼓励，增强他们的自信心。患者如果能得到真诚对待和鼓励，一般能很快理解自己认识的不合理部分，思维朝着合理的方向发展。

◎ 反对独立期

有些患者随着悲伤、消沉情绪逐渐减轻，情绪会相对平稳，凡事都想依靠别人的帮助，一旦失去帮助就会产生孤立无援的感觉。临床常表现为凡事不想自己动手，总想依赖家人帮助。

应对措施：脑血管病患者拥有以上心理很普遍，这时要鼓励患者积极参加康复锻炼，通过锻炼减少脑血管病后的并发症。此时所要采取的措施主要是改变患者的不适应行为，使其产生新的适应行为。另外，还可以将一些积极锻炼恢复较好的病友介绍给患者，提醒患者要向他们学习，争取早日康复。

◎ 适应期

随着时间的推移，部分患者对身体遗留的残疾逐渐适应，能够理智考虑问题，能尽力自己照顾自己，从事一些力所能及的事情，从而进入适应期。临床主要表现为患者承认自己有不同程度的残疾，了解身体康复的现实可能性，能自己采取有效措施应对忧伤、愤怒等不良情绪。

应对措施：这个时期，脑血管病患者多数有认知功能障碍，进入适应期时虽然认知功能可能有些改善，但与认知功能正常人相比仍存在差别。因此，对患者的心理护理要持之以恒，用心反复地强化患者出现的适应行为，继续改善其不适应行为，帮助患者巩固疗效，坚持采用正确的方式进行康复锻炼，争取使自己的身体恢复到理想状态。

专家小贴士

脑血管病患者心理康复的目标是帮助患者建立适应新的环境及人际关系；帮助患者适应自身角色，以良好的心态对待疾病；帮助患者减轻或消除负面情绪，调动患者自身内在的力量和良好的情绪改善症状，达到康复最佳状态。

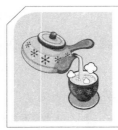

第三节
脑血管病的康复预后预测

　　对于脑血管病患者进行康复预后十分重要，通过康复预后预测，可以判断患者将来肢体恢复的程度以及日常生活能力达到的水平，据此制订出患者康复训练计划，为患者将来能够生活自理、回归家庭、回归社会打下良好基础。此外，还要了解预后的有利因素、不利因素以及辅助判断预测预后的检查方法。

 ## 脑血管病患者康复预后预测的必要性

　　随着脑血管病患者数量逐渐递增，并且呈年轻化趋势，那么，脑血管病患者康复的预后预测也显得尤为重要。对于脑血管病患者进行康复预后预测的目的在于判断患者将来肢体恢复的程度以及日常生活能力达到的水平，据此制订出患者康复训练计划，为患者将来能够生活自理、回归家庭、回归社会打下良好基础。同时，由于确定了患者将来的恢复水平，可以减少不必要的人力、物力、财力的浪费。此外，对患者进行预后预测，也可以使患者家属更好地配合康复人员进行训练，以期达到最佳恢复状态。

影响脑血管病预后的有利因素

◎ 年轻

有研究表明，脑血管病患者越年轻，恢复的可能性就越大。产生这种情况可能是因为年龄大的患者，病前即可能处于普遍的大脑功能衰退老化阶段。因此，随着患者年龄的增长，可供调动的大脑功能潜力也就会随之减少。这样，预期的效果也就会差一些。

◎ 家庭支持

家人及亲友对患者和治疗所抱的态度以及某些反应，对治疗的影响很大，来自家庭的支持和鼓励是治疗过程中的有力助力。反之，如果家庭成员对患者漠不关心、认为治疗无望等消极情绪就会成为患者接受治疗的阻力。

◎ 患者对待疾病的态度

在整个治疗过程中，脑血管病患者积极努力和主动配合治疗对于疾病的康复是非常重要的。因此，自始至终都要注意调动患者的治疗积极性，增强患者的自信心，这些都有助于治疗。

◎ 患者的情绪和性格

脑血管病患者的情绪问题是治疗中另一个值得重视的问题。患者中有些人是社会和家庭的栋梁，现在突然发病，肢体偏瘫，甚至大小便都不能自理，需要人照顾，心理上会很难接受。这些都需要疏导和调整。毫无疑问，同等条件下性格坚强的人康复效果会更好一些。

◎ 左撇子

左撇子患者有更多机会出现双侧大脑半球的优势，因此，也就有较多的能力属于双侧大脑的机能。这类患者的功能恢复因此自然就有更多潜能可供调用，治疗前景自然会好一些。

◎ 病前智力水平较高者

脑血管病患者病前智力水平较高者能获得较好的康复效果，因为他们有较多的智力资源，可用来重建新的功能系统。有研究表明，脑损伤后所呈现的初始能力水平，与最后康复可能达到水平一致。

◎ 恢复迹象较早者

脑血管病患者发病后显示出恢复迹象越早就越明显，造成机能障碍的原因可能是由于病变的继发效应，如颅高压等。这种情况下的机能障碍是具有较强的自发恢复倾向。因此，此时如能因势利导，及时恰当施以康复训练，通常会获得满意的治疗效果。

◎ 没有其他严重疾病者

脑血管病患者的一般健康水平和大脑整合能力是影响康复效果的重要因素。患者有其他严重疾病如高血压、动脉硬化等可以影响脑的功能状态而有碍康复。如果脑损伤范围较局限，一些基本能力未破损伤者，治疗效果较为良好。反之若病变范围弥散，受损伤的大脑功能广泛，则治疗效果会较差。

此外，轻瘫或运动性偏瘫、无感觉障碍或失认症、反射迅速恢复、能控制小便、无言语困难、无明显复发性疾病等，预期效果也会好一些。

影响脑血管病预后的不利因素

脑血管病的预后取决于多种因素，那么，影响脑血管病预后的不利因素有哪些呢？

◎ 内在因素

许多内在因素都会影响脑血管病的预后，如起决定因素的是病发瞬间及脑损伤程度，其中脑损伤程度取决于脑血管病的性质、病变部位、大小及进展情况，当病灶程度过重，范围过大时，脑细胞的机能再次组合恢复受到限制，甚至丧失了对下肢各神经的控制能力；患者个体因素，如体重、年龄、生活史、营养状况及病前健康状态是次要的决定因素，如患者有脑血管病史，心、肺、肾等内科并发症等会直接影响脑血管病的预后。

◎ 外在因素

许多外在因素对脑血管病的预后也有影响，如患病后急、慢性期的药物治疗，手术、护理、并发症、家庭照顾、经济能力以及康复开始时间，均可影响预后。

以下因素不利于脑血管病的恢复：

（1）以前发生过脑卒中。

（2）年龄较大者，尤其是50岁以上。

（3）严重的弛缓性瘫持续一个月以上。

（4）有明显的焦虑、抑郁。

（5）没有家庭支持或现有家庭无能力支持。

（6）病前有严重的全身性疾病。

（7）明显的感觉性失语症。

（8）呈去脑强直或去皮层强直，缄默症、闭锁综合征及长时间昏迷或植物状态、长时间大小便失禁。

（9）左侧明显的视觉及感觉缺失合并有疾病失认。

（10）病前有明显的认知功能衰退或卒中后引起的严重认知功能衰退。

辅助判断预测预后的检查方法

◎PET检查

PET全称为正电子发射型计算机断层显像，是核医学领域比较先进的临床检查影像技术。有人对大脑中动脉梗死患者进行PET研究，在治疗2个月时进行PET评估，发现大面积低灌注者预后最差，高灌注者预后最好，中间状态者其预后不定。

◎经颅多普勒超声检查

通过经颅多普勒超声检查，发现失语症患者中，语言能力恢复好者，健侧半球手指运动区的血流速度快，推测健侧半球在运动功能恢复中扮演一定角色。

◎经颅磁刺激检查

对脑血管病患者运动皮质进行磁刺激，并测定中枢运动传导时间（CMCT），对磁刺激在发病后一周内反应不良者，预告12个月时神经功能恢复较差，CMCT正常，12个月时功能恢复良好，CMCT延迟，功能恢复介于上述两者之间。